実践レシピ

おかゆを炊こう!

おかゆを炊こう!〈基礎知識〉

おかゆの基本的な炊き方

●米はといで 30 分間ほどザルにあげておく。
●鍋は余裕のある大き目のものを選び、厚手で材質は土鍋、ホーロー鍋、耐熱ガラスなど鉄製以外のもので、蓋ができるもの。
●米の10倍量の水を沸騰させ、洗った米を一気に加える。
●再び沸騰してきたらサラダ油を小匙 1/2 ほどたらし、蓋をして弱火で 30 分間炊く。
●火を止めて 5 分間むらす。好みで塩味をつける。

薬米同煮法《やくまいどうしゃほう》

乾燥させた豆や果実、根菜類、肉類など、やわらかくなるまでに時間がかかるものは下ゆでし、洗った米と同時に鍋に入れて、上記の基本的な炊き方をします。

乾燥させた小豆やハト麦など非常にかたいものは、少なくとも6時間くらい水に浸してから、米と一緒に炊きます。

後煎法《こうせんほう》

香りが命のしそや柚子の皮、山椒の木の芽などは上記の基本的な炊き方でおかゆをつくり、炊き上がり間際に加えます。また貝類、そぎ切りの魚肉や鶏ささ身などは米を加えて 30 分経過してから鍋に入れ、5～10 分間米と一緒に炊きます。

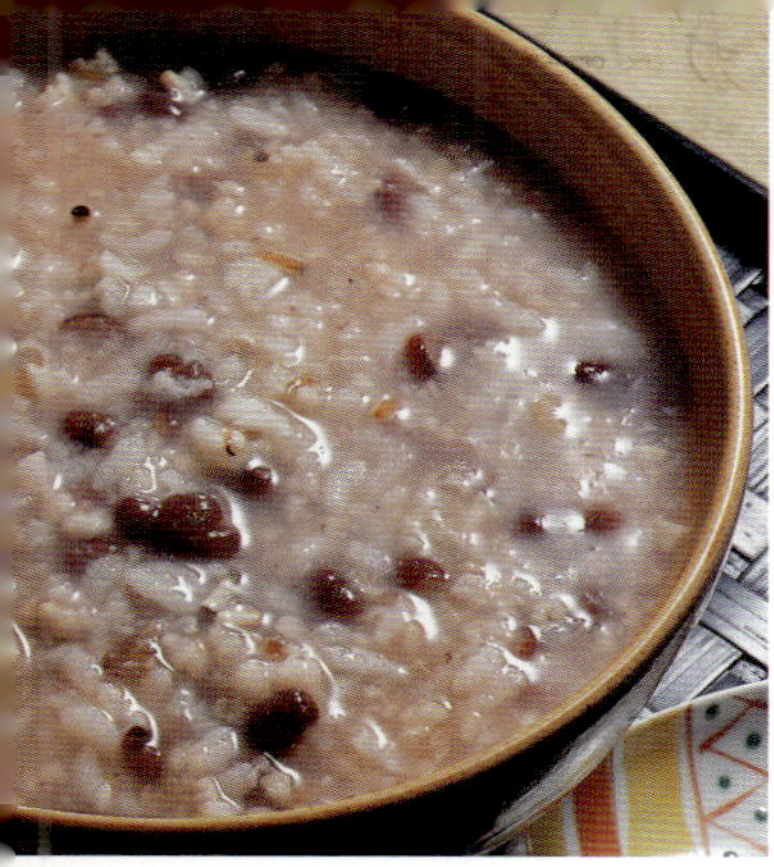

肥満 小豆《あずき》とハト麦のおかゆ

材料：一人前

米	40g	小豆	20g
水	500cc	サラダ油、塩	適量
ハト麦	10g		

つくり方

小豆とハト麦は前日から水に浸しておき、やわらかくなりやすくする。

薬米同煮法で炊く。

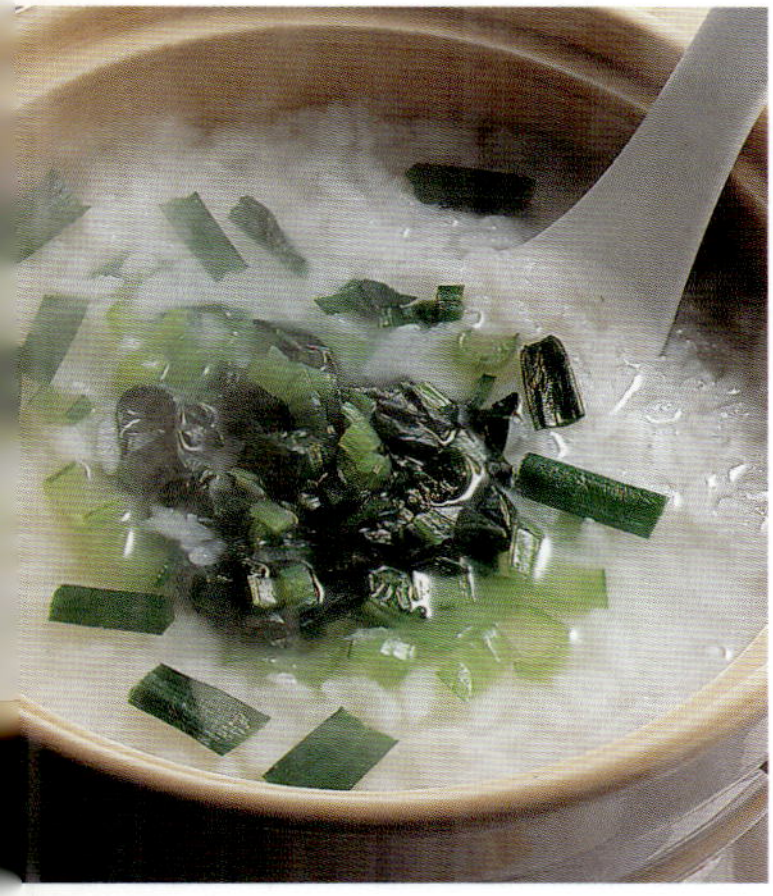

肥満 ニラと芥子菜《からしな》のおかゆ

材料：一人前

米	40g	芥子菜	1株
水	500cc	クコ	4g
ニラ	1/2わ	サラダ油、塩	適量

つくり方

ニラは長さ2cmに切り、芥子菜は軽く下ゆでし長さ3cmに切っておく。

クコは少量のぬるま湯で戻し、これらを後煎法で合流させる。

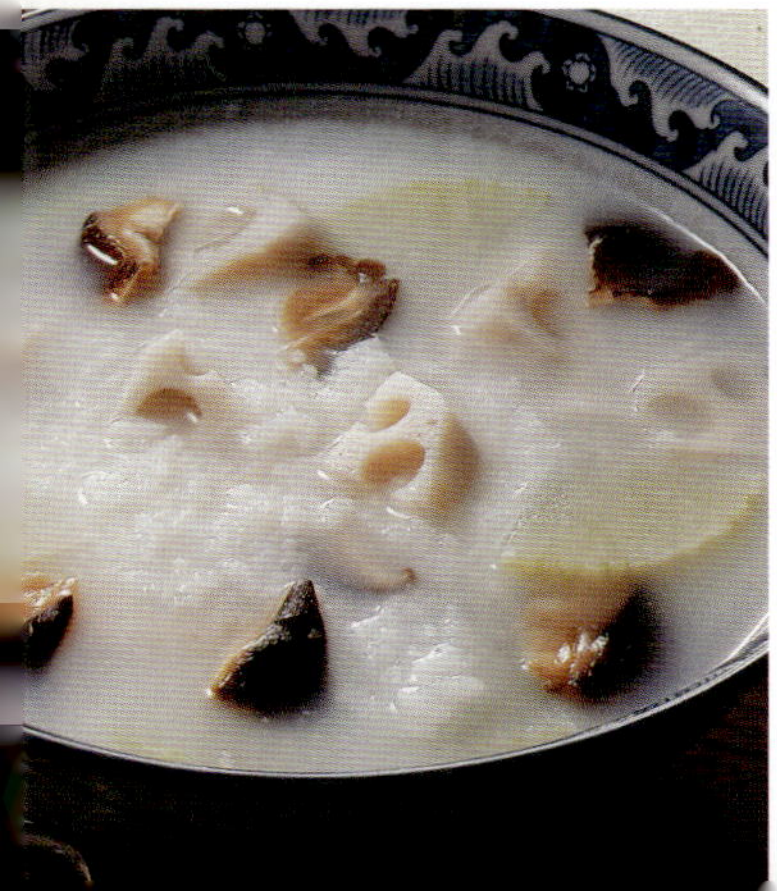

肥満 大根《だいこん》・蓮根《れんこん》・椎茸《しいたけ》のおかゆ

材料：一人前

米	40g	蓮根	20g
水	500cc	干し椎茸	1枚
大根	30g	サラダ油、塩	適量

つくり方

椎茸はぬるま湯でやわらかく戻し4つ割りにする。汁は漉しておかゆを炊く水に混ぜる。

大根と蓮根は厚さ5mmのいちょう切りにし、あとは薬米同煮法で炊く。

肥満 ワカメとコンニャクのおかゆ

材料：一人前

米	40g	コンニャク	30g
水	500cc	サラダ油、塩	適量
ワカメ（干）	3g		

つくり方

ワカメはやわらかく戻して細かくちぎり、コンニャクも小さな短冊切りにする。
薬米同煮法で炊く。

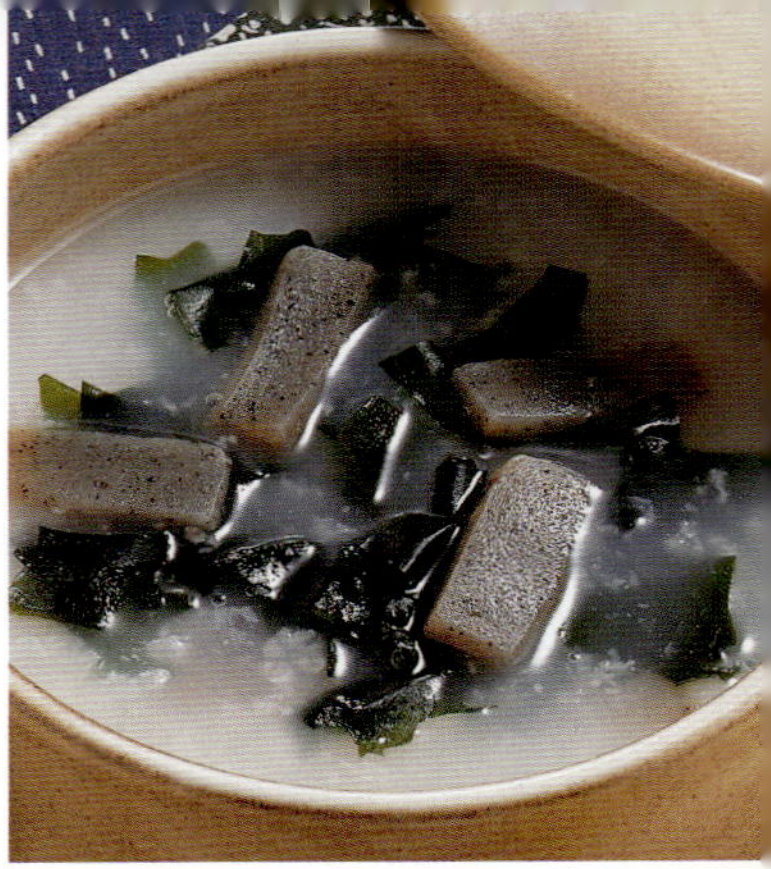

便秘 コーンともやしのおかゆ

材料：一人前

米	40g	青じそ	1枚
水	500cc	サラダ油	小匙 1/2
コーン	30g	塩	適量
もやし	30g		

つくり方

コーンともやしは薬米同煮法で炊く。
青じそは細かく刻み、器に盛ったおかゆの上にちらす。

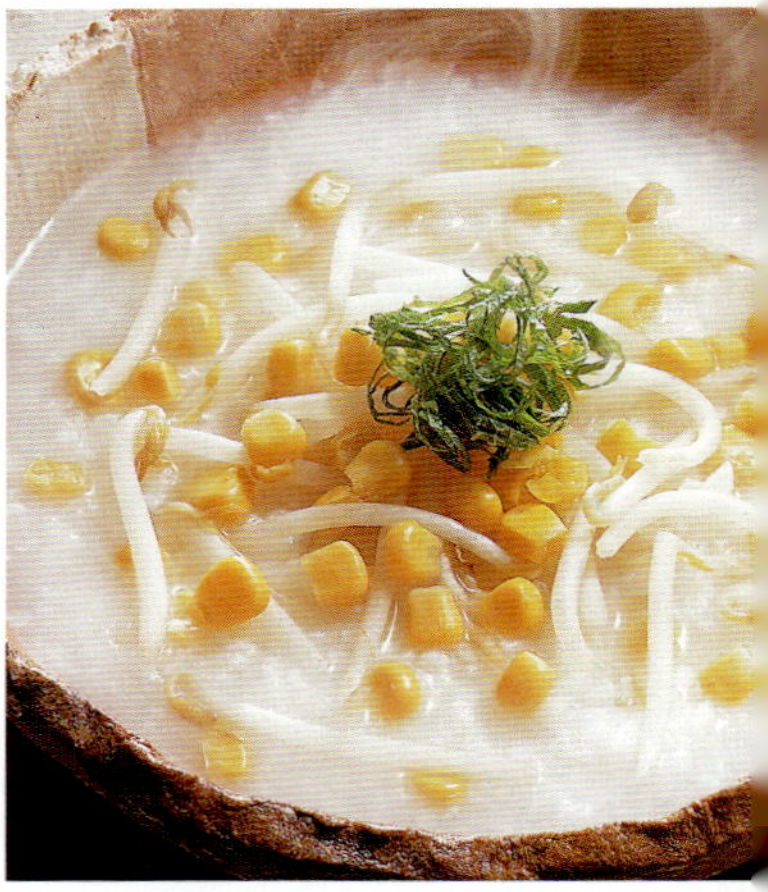

便秘 えんどう豆と筍のおかゆ

材料：一人前

米	40g	ゆで筍	20g
水	500cc	柚子の皮	少々
えんどう豆	20g	サラダ油、塩	適量

つくり方

えんどう豆は莢からはじき出しておき、ゆで筍は1cm角に切る。薬米同煮法で炊く。仕上げに柚子の皮をちらす。

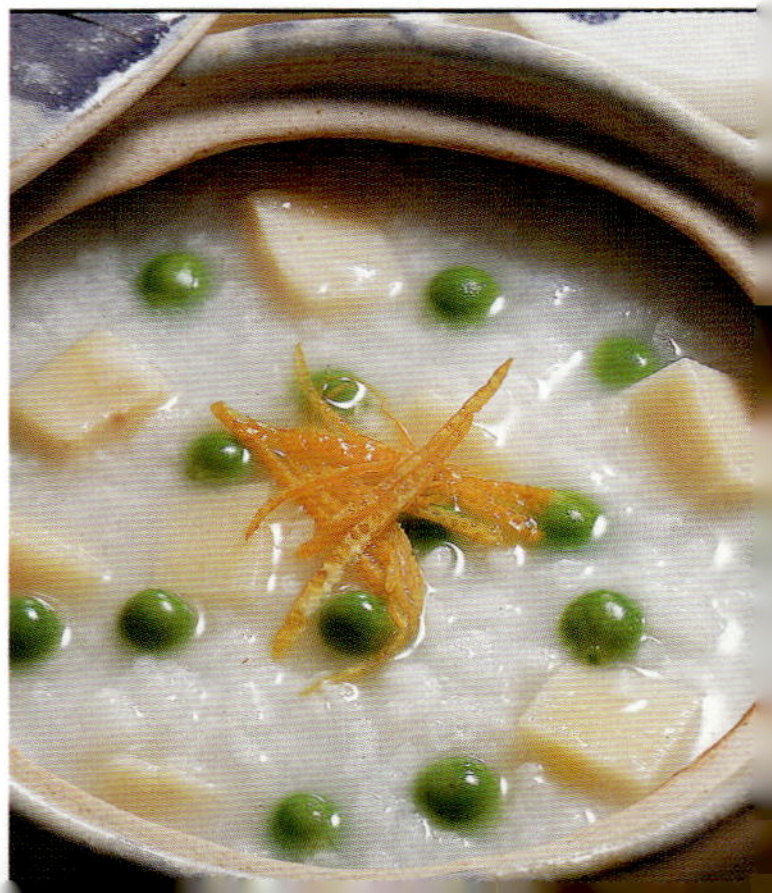

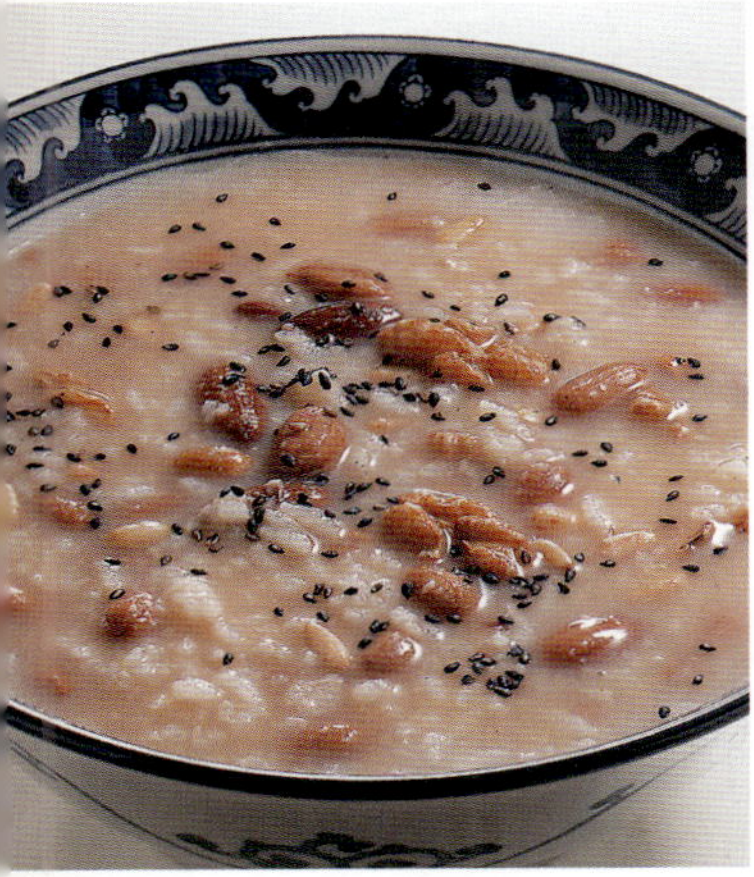

便秘　伍《ご》仁《にん》がゆ

材料：一人前

米	40g	松の実	8g
水	500cc	杏仁	8g
黒ゴマ	3g	クルミ	10g
ピーナッツ	10g	サラダ油、塩	適量

つくり方

ピーナッツは薄皮つきのまま使い、クルミは軽く刻んでおく。

薬米同煮法で炊く。

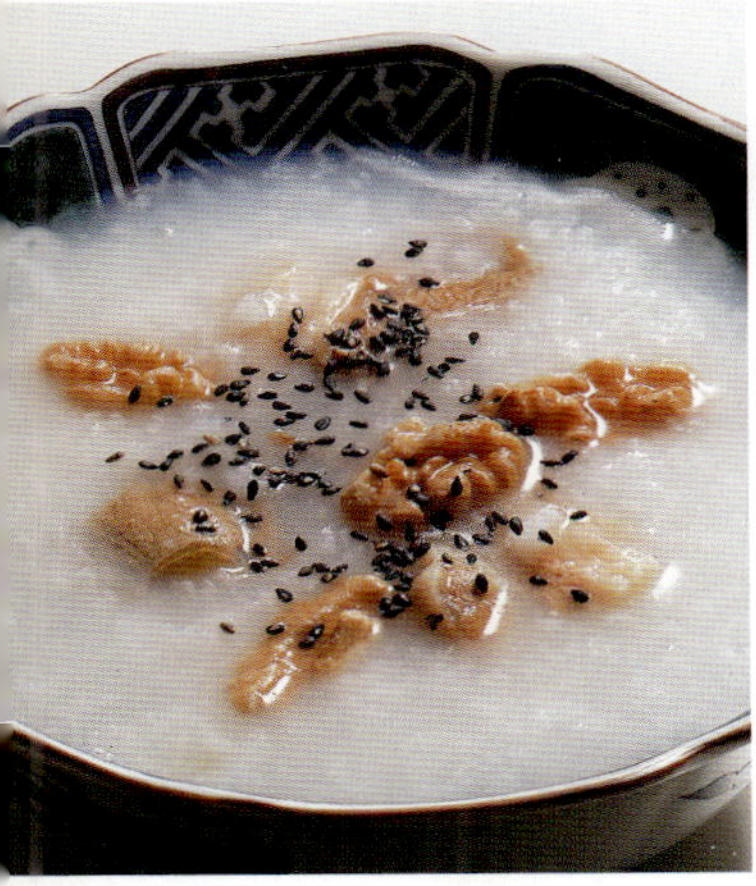

便秘　クルミと黒ゴマ、マトンのおかゆ

材料：一人前

米	40g	クルミ	20g
水	500cc	黒ゴマ	2g
マトン	50g	サラダ油、塩	適量

つくり方

クルミは軽く刻んでおき、マトンは適当に小切りにしておく。これらは黒ゴマとともに薬米同煮法で炊く。

基本的な炊き方　薬米同煮法　後煎法 の炊き方は P2 をご覧ください。

冷え症 鶏肉と南瓜《かぼちゃ》のおかゆ

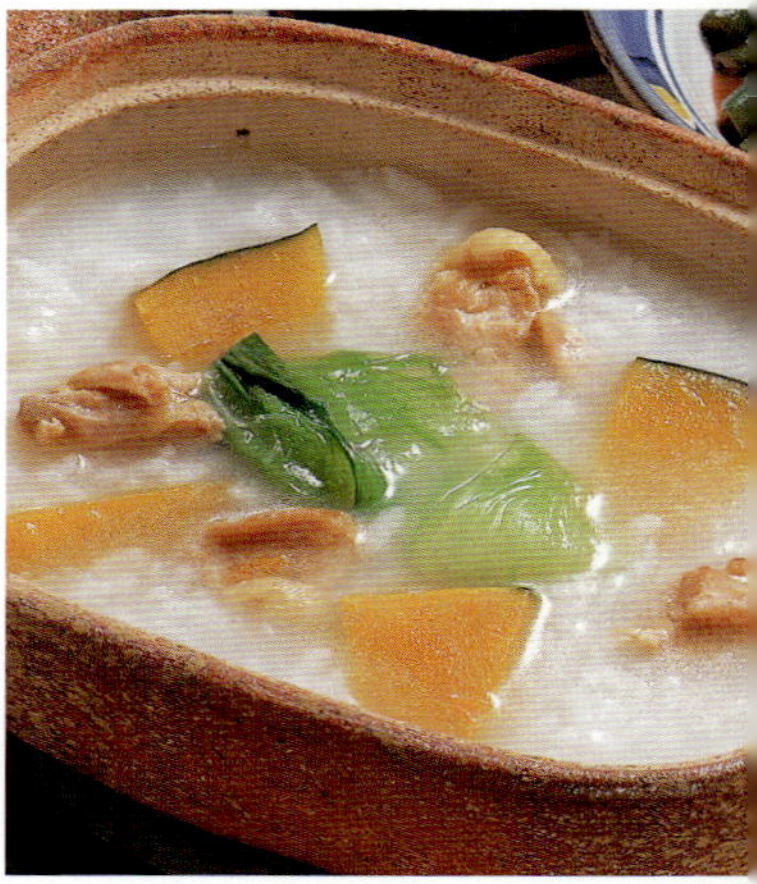

材料：一人前

米………………	40g	南瓜……………	40g
水………………500cc		チンゲン菜……	2わ
鶏肉……………	30g	サラダ油、塩…	適量

つくり方

鶏肉は一口大に切り、南瓜は5mmくらいの厚さにいちょう切りしておく。
薬米同煮法で炊き、チンゲン菜はザク切りにして**後煎法**で鍋の中に加える。

冷え症 鰻《うなぎ》のリゾット

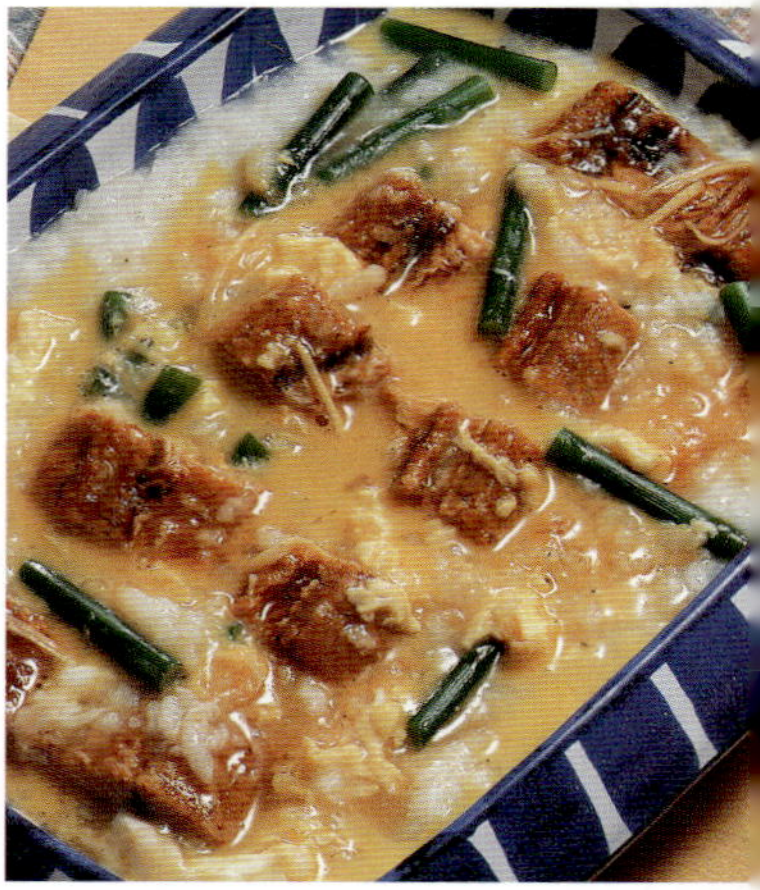

材料：一人前

米………………	40g	生姜………………	3g
水………………450cc		卵………………	1個
ブイヨンキューブ	1個	サラダ油……	大匙1
鰻蒲焼き………	40g	塩、コショウ…	適量
ニンニクの茎	2本		

つくり方

熱して油をひいた鍋で米が透き通る感じにし、塩とコショウを振ってブイヨンを注ぎ、30分間弱火で炊く。鰻蒲焼きとニンニクの茎は適当な幅に刻み、細切りの生姜を加えさらに10分間炊く。とき卵汁を上から回しかけ、2〜3分むらす。

基本的な炊き方 薬米同煮法 後煎法 の炊き方はP2をご覧ください。

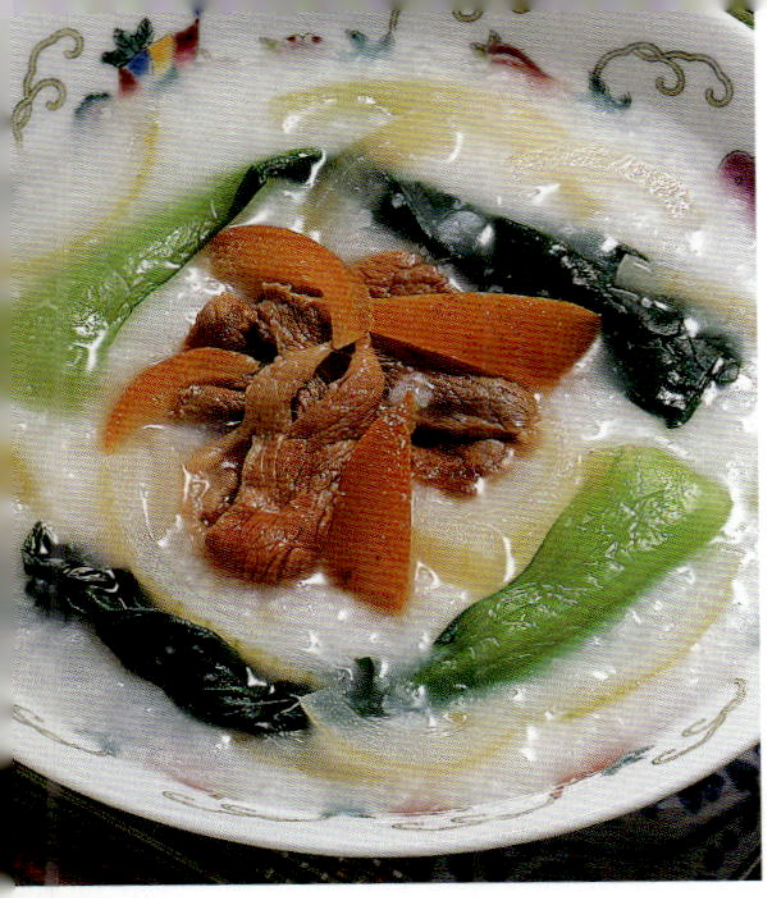

冷え症 牛肉と玉葱《たまねぎ》、オレンジピール入りおかゆ

材料：一人前

米……………… 40g
水………………500cc
牛肉…………… 40g
玉葱…………… 20g
チンゲン菜…… 1わ
オレンジピール 25g
サラダ油、塩… 適量

つくり方

牛肉の薄切りは3cm幅に切り、玉葱はスライスしておく。

薬米同煮法で炊き、チンゲン菜のザク切りとオレンジピールの小切りを加え、後煎法で炊く。

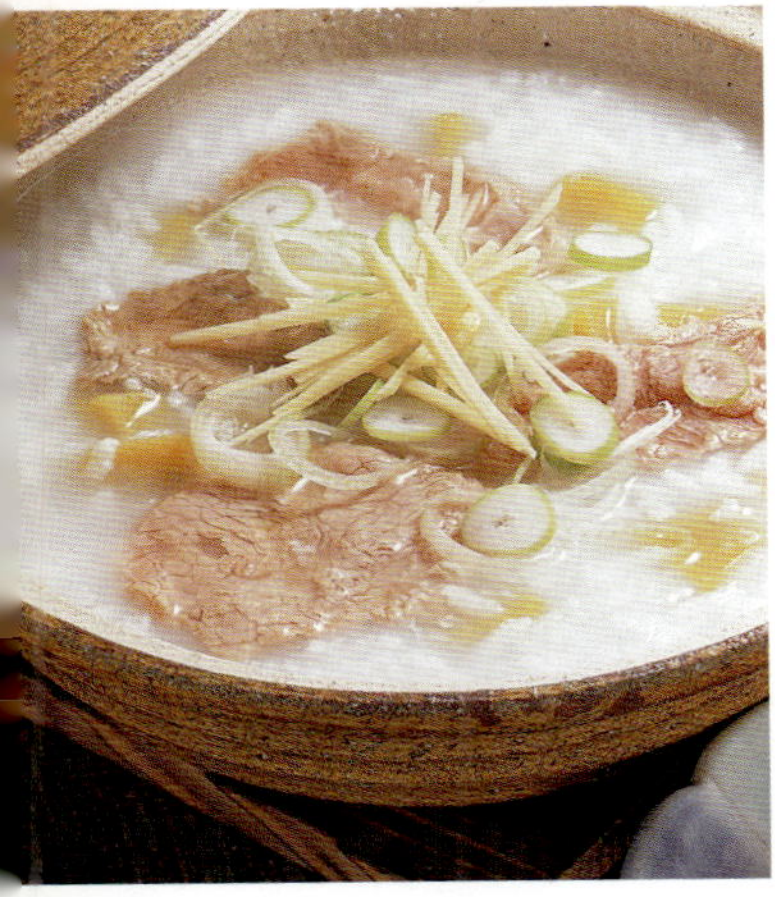

冷え症 ラムと生姜のおかゆ

材料：一人前

米……………… 40g
水………………500cc
ラム（薄切り）… 40g
さつま芋……… 50g
葱……………… 5cm
生姜…………… 3g
サラダ油、塩… 適量

つくり方

薄切りラムは2×3cm角位の小切りにし、さつま芋は1cm角に切っておく。

薬米同煮法で炊く。その後、葱と生姜をせん切りにし、飾りを少し残し、後煎法で炊く。

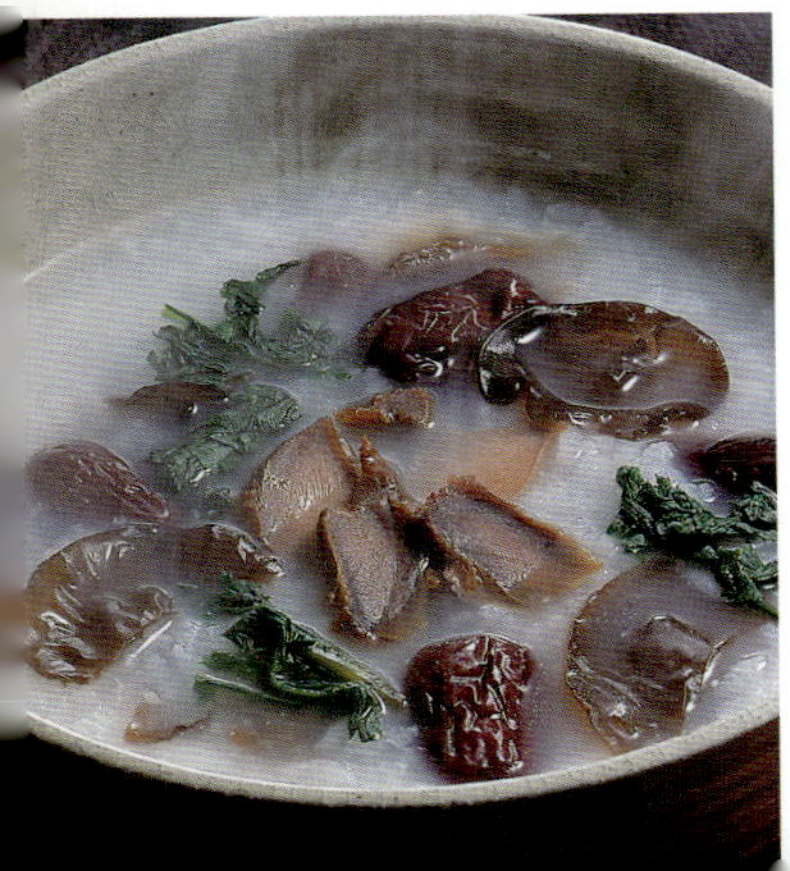

疲労 棗《なつめ》と木《き》耳《くらげ》のおかゆ

材料：一人前

米……………… 40g
水………………500cc
棗……………… 2個
木耳…………… 8g
鶏内金………… 5g
（生の砂肝なら…20g）
春菊…………… 1株
サラダ油、塩… 適量

つくり方

棗と木耳は水に浸し、適当な大きさに切る。

砂肝は小切りにする。

これを薬米同煮法で炊き、熱湯にくぐらせた春菊を刻んでおかゆの上にちらす。

疲労 山芋《やまいも》とハト麦のおかゆ

材料：一人前

米……………… 40g
水………………500cc
山芋…………… 40g
薏苡仁（ハト麦）…15g
うずら卵……… 2個
大根の葉……… 適量
サラダ油、塩… 適量

つくり方

ハト麦は水に浸してやわらかに、山芋は1cmの角切りで薬米同煮法で炊く。

うずらの卵は固ゆでにし、大根の葉はゆでて細かく刻み、炊き上がりのおかゆに入れる。

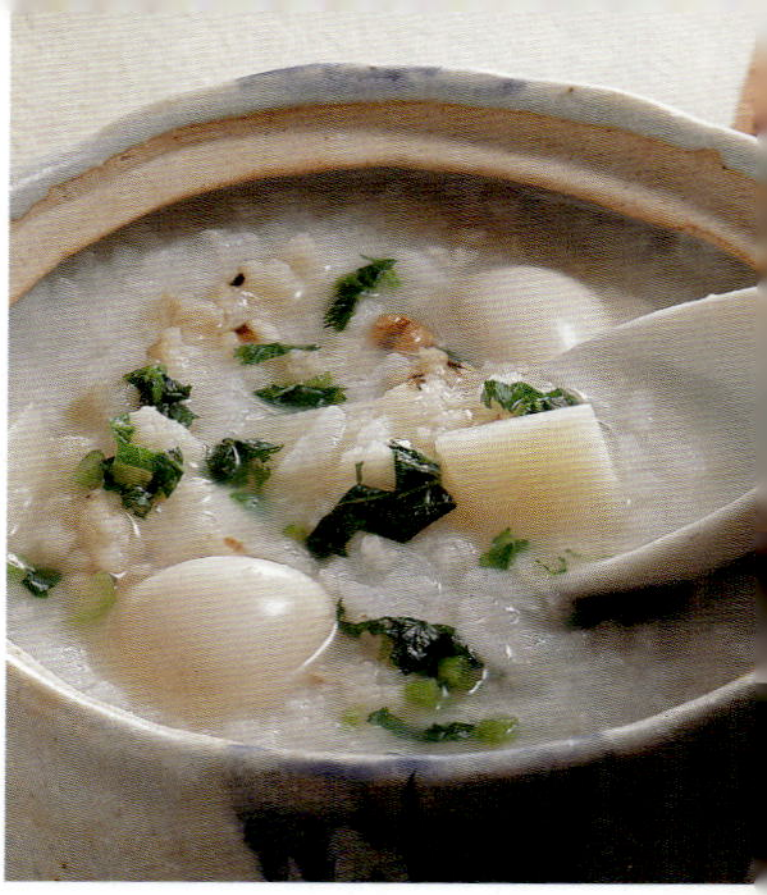

疲労 松の実とクコのおかゆ

材料：一人前

米……………… 40g
水…………… 500cc
松の実………… 10g
長葱……………… 8g
クコ……………… 4g
サラダ油、塩… 適量

つくり方

クコは5分ほど水に浸しておく。これを松の実とともに薬米同煮法で炊く。
器におかゆを注ぎ、刻んだ葱をちらす。

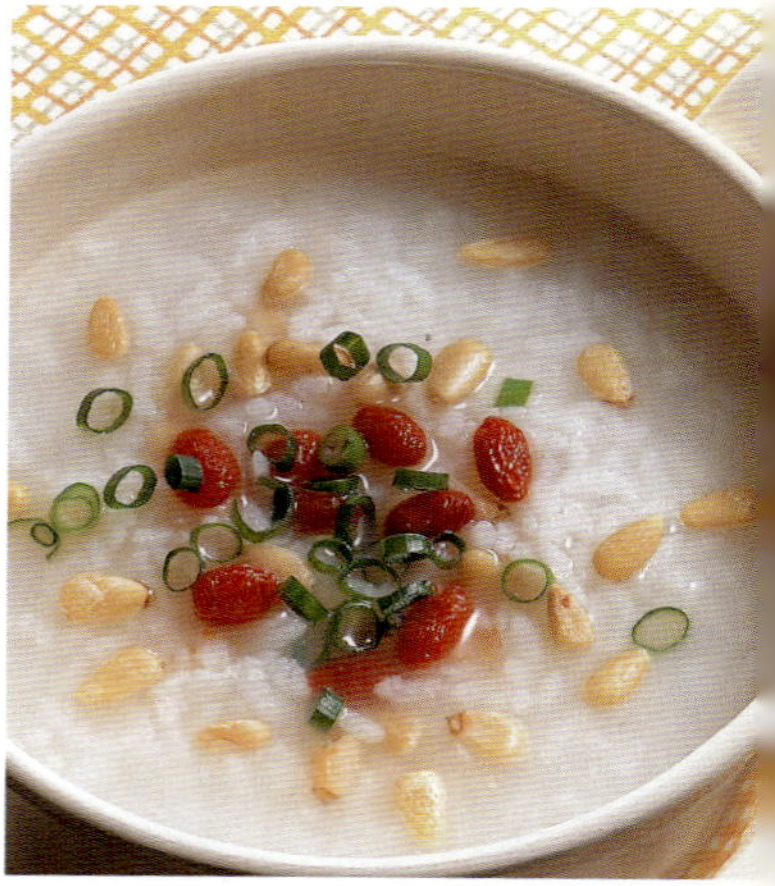

疲労 鶏肉と栗のおかゆ

材料：一人前

米……………… 40g
水…………… 500cc
鶏肉…………… 40g
栗……………… 2個
エシャロット… 2本
サラダ油、塩… 適量

つくり方

鶏肉は適当な大きさの小切りにし、栗は皮を剥いて一度水にさらし、これを薬米同煮法で炊く。エシャロットは2つ割りにし、後煎法で炊く。

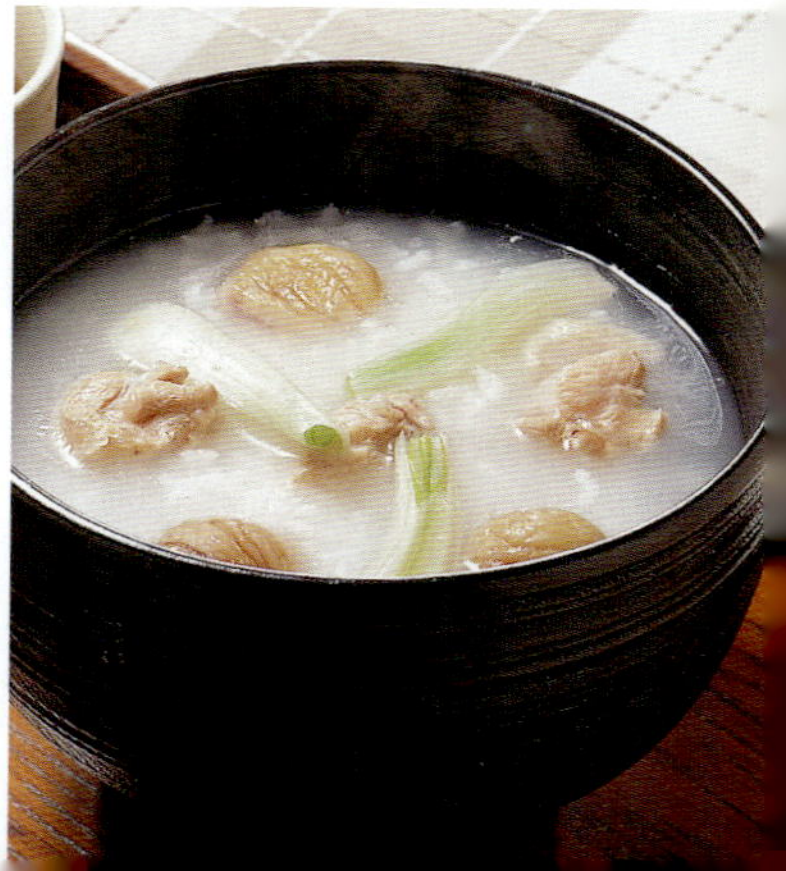

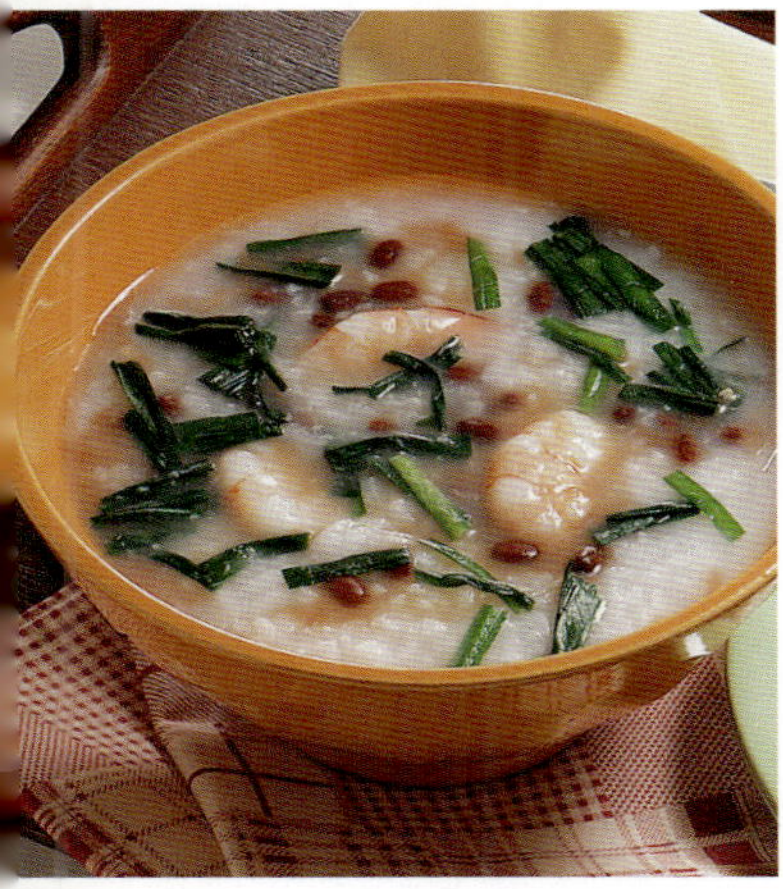

食欲不振 ニラと小豆《あずき》・小エビのおかゆ

材料：一人前

米	40g	小エビ	30g
水	500cc	ニラ	3本
小豆	20g	サラダ油、塩	適量

つくり方

小豆は下ゆでし、小エビは殻と背ワタを取り塩水で洗う。これを**薬米同煮法**で炊く。ニラは適当に刻み、**後煎法**で炊き上げる。

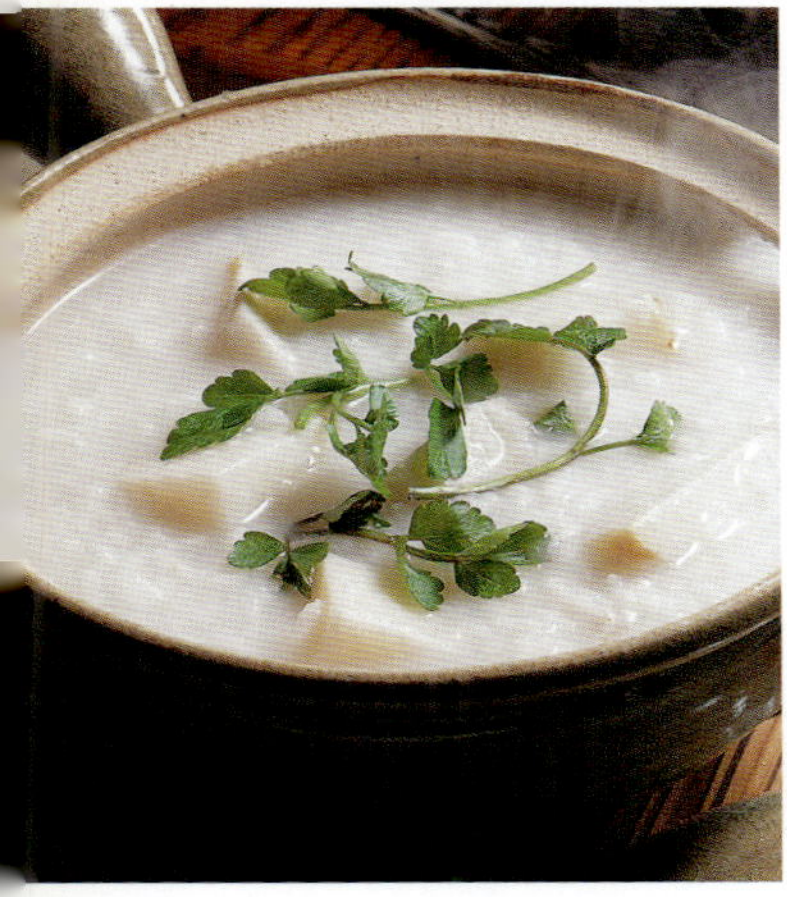

食欲不振 里芋とセリのおかゆ

材料：一人前

米	40g	セリ	1本
水	500cc	サラダ油、塩	適量
里芋	2個		

つくり方

里芋は皮を剥いて4つ割りにし、塩少々を振りかけてこすり合わせ、水洗いして**薬米同煮法**で炊く。3cmの長さに切ったセリは飾り用に少し残して**後煎法**で炊き、仕上げに飾る。

基本的な炊き方 薬米同煮法 後煎法 の炊き方はP2をご覧ください。

不眠 蓮の実とクコ・百合根《ゆりね》のおかゆ

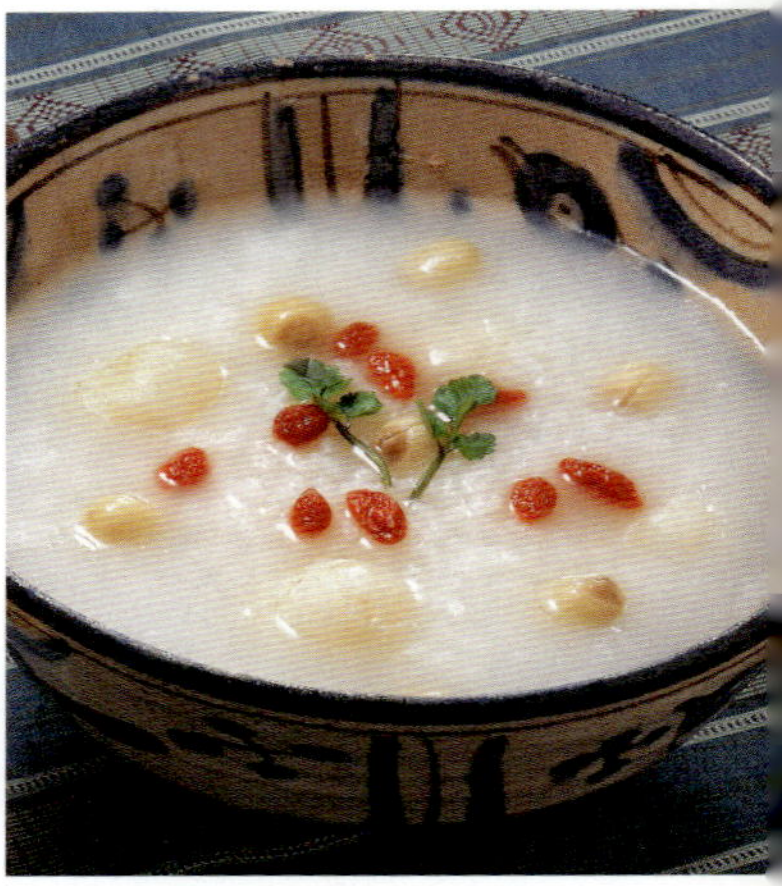

材料：一人前

米………………	40g	クコ………………	4g
水……………	500cc	セリ又は三つ葉	少々
蓮の実…………	4個	サラダ油、塩…	適量
百合根…………	20g		

つくり方

蓮の実は水に浸して戻し、百合根はほぐし、クコは5分間ほど水に浸す。
薬米同煮法で炊く。刻んだセリ又は三つ葉をおかゆの上にちらす。

不眠 スッポンとマッシュルームのおかゆ

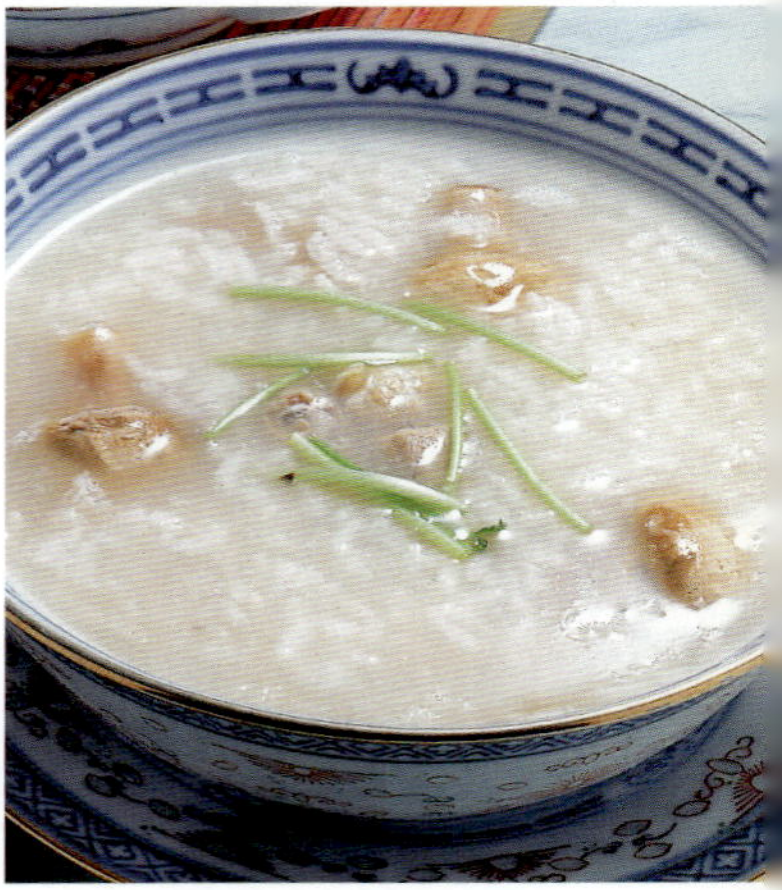

材料：一人前

米………………	40g	マッシュルーム	2個
水……………	400cc	三つ葉…………	少々
スッポンスープ(缶詰)………………	100cc	サラダ油、塩…	適量

つくり方

マッシュルームは2つ割りにし、スッポンスープを加えて薬米同煮法で炊く。仕上げに適当に刻んだ三つ葉をおかゆの上にちらす。

基本的な炊き方　薬米同煮法　後煎法　の炊き方はP2をご覧ください。

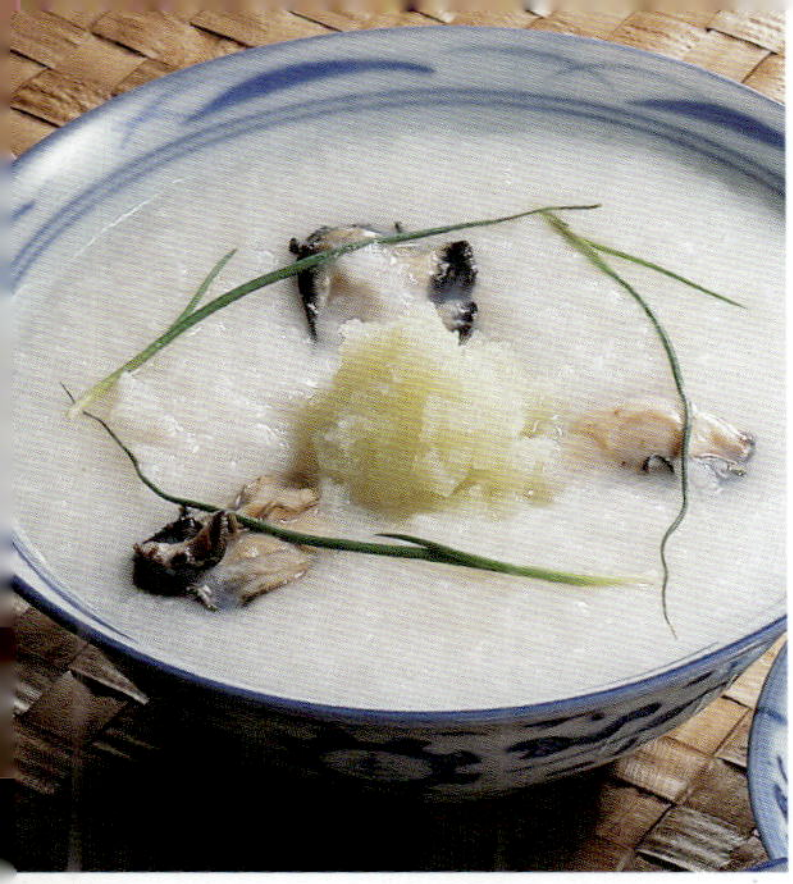

不眠 大根おろしと牡蠣《かき》のおかゆ

材料：一人前

米……………… 40g
水…………… 500cc
牡蠣…………… 2粒
大根…………… 40g
め葱…………… 2本
サラダ油、塩… 適量

つくり方

米は基本形で炊く。牡蠣は塩水の中でしっかり洗い、これを後煎法でおかゆに加え、10分間炊く。大根はすりおろし、め葱とともにおかゆの上にのせて一緒にいただく。

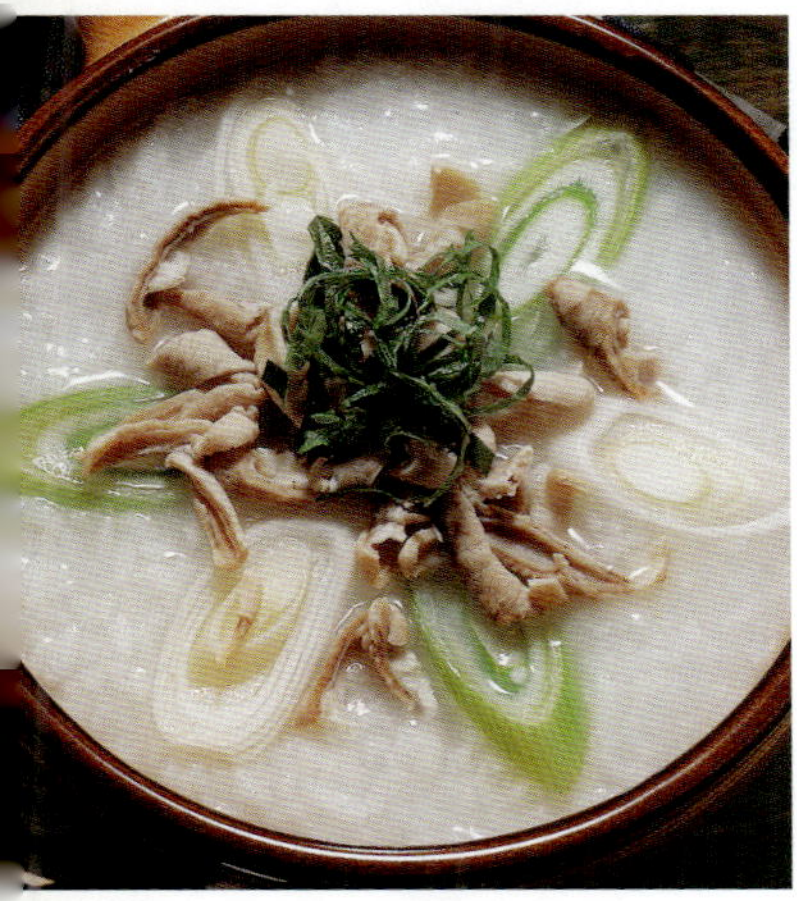

不眠 豚の胃と葱、青じそのおかゆ

材料：一人前

米……………… 40g
水…………… 500cc
豚の胃………… 40g
長葱……………… 3g
生姜の皮……… 適量
青じそ………… 1枚
サラダ油、塩… 適量

つくり方

豚の胃は葱の葉と生姜の皮を加えてやわらかくゆで、小さく切り、これを薬米同煮法で炊く。葱のスライスを後煎法で加え、青じその細切りをおかゆの上にちらす。

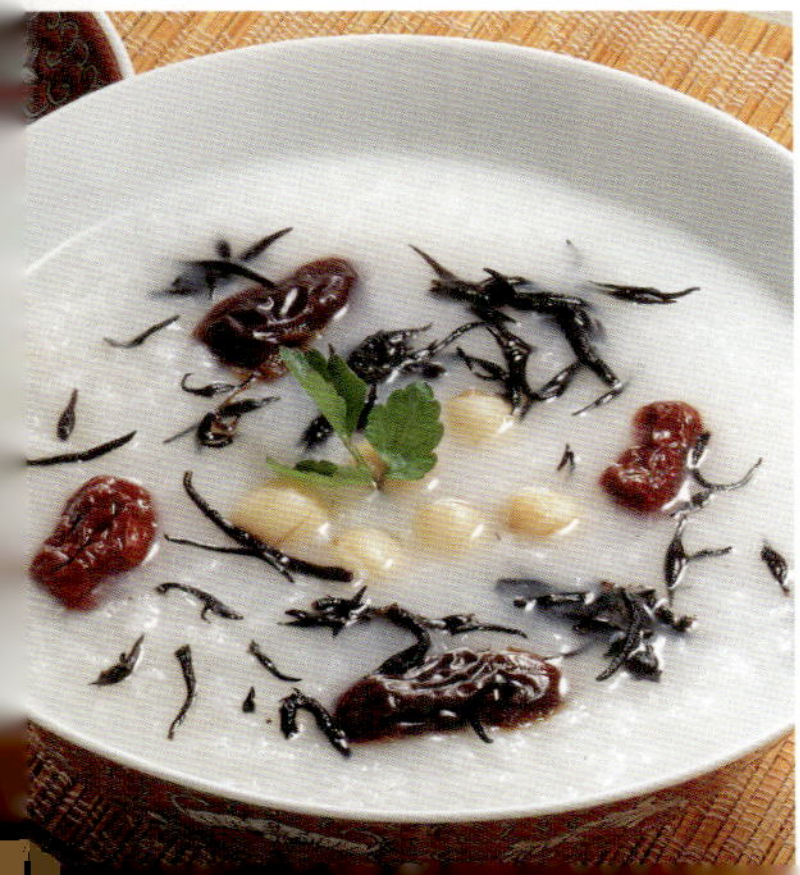

肩こり ひじきと棗《なつめ》・蓮《はす》の実入りのおかゆ

材料：一人前

米……………… 40g
水……………500cc
ひじき………… 4g
棗……………… 2個
蓮の実………… 4個
セリの葉……… 少々
サラダ油、塩… 適量

つくり方

ひじき・棗・蓮の実はそれぞれ水に浸してやわらかく戻し、下ゆでする。

棗は半分に切り、ひじきは適当な幅に切り、薬米同煮法で炊く。仕上げにセリをあしらう。

肩こり クローブとセロリ、人参のポトフがゆ

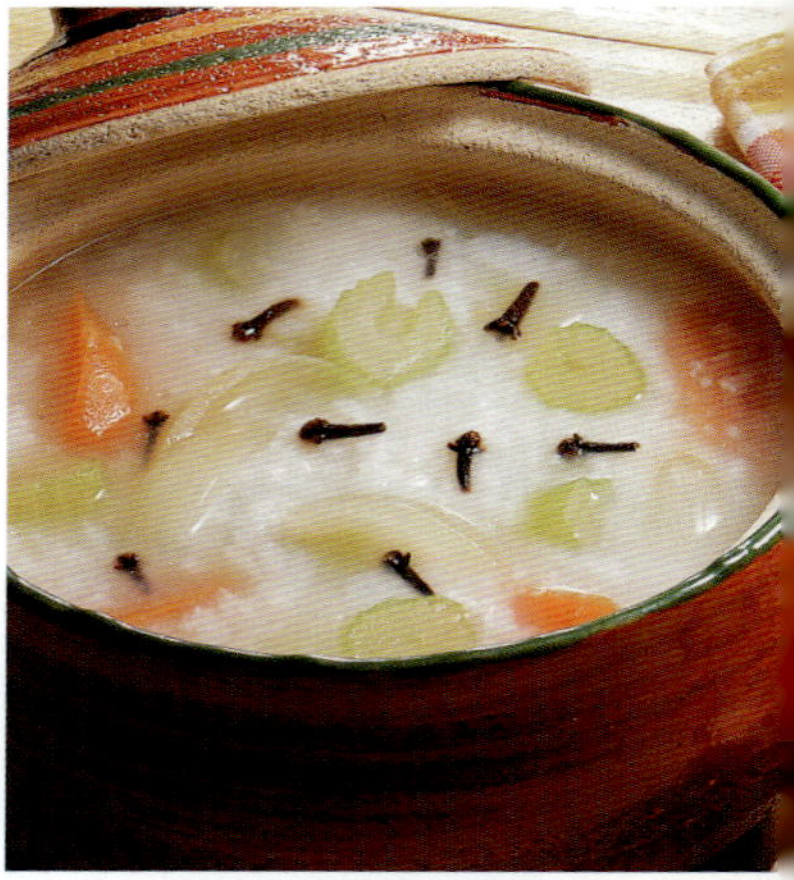

材料：一人前

米	40g	クローブ	2～3本
水	500cc	ブイヨンキューブ	2個
玉葱	1/2個	サラダ油、塩、コショウ	適量
人参	50g		
セロリ	30g		

つくり方

玉葱は8つ割り、人参は乱切り、セロリをブツ切りにし、ブイヨンを注ぎクローブも加え薬米同煮法で炊く。味つけは塩、コショウで調える。

肩こり レーズンと竜眼肉《りゅうがんにく》の牛乳リゾット風

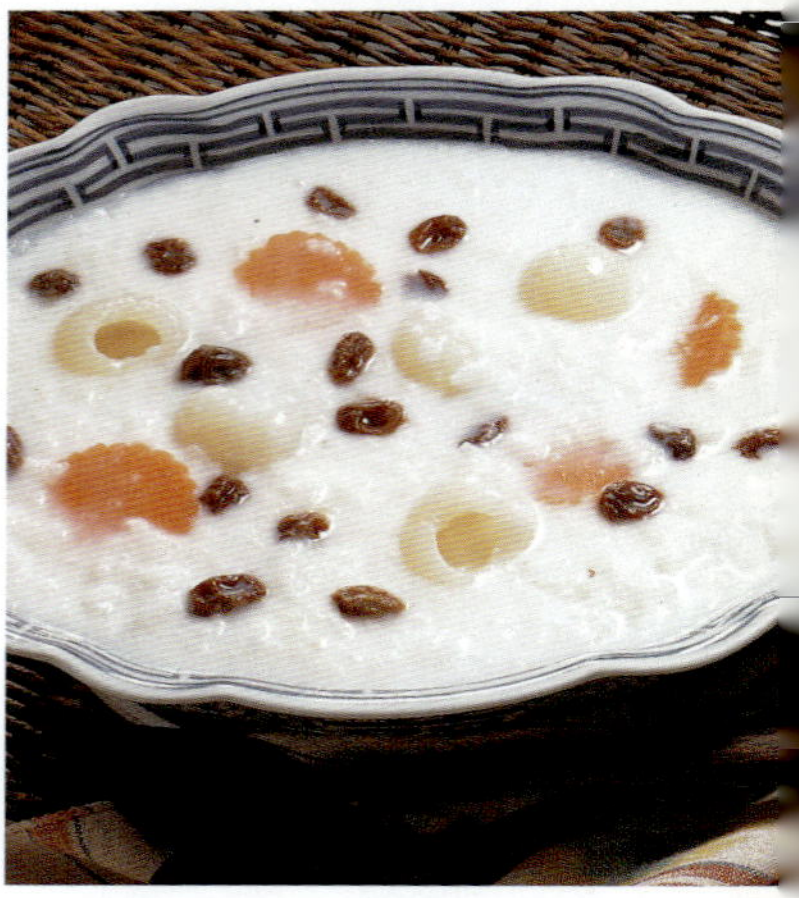

材料：一人前

米	40g	人参	30g
水	400cc	レーズン	10g
ブイヨンキューブ	1個	竜眼肉	3個
牛乳	100cc	サラダ油、塩	適量

つくり方

人参は3mm厚さの輪切りにし、レーズンは水で戻す。ブイヨンキューブと竜眼肉も加え、薬米同煮法で炊く。途中（30分後）で牛乳を注ぎ、さらに4～5分炊く。

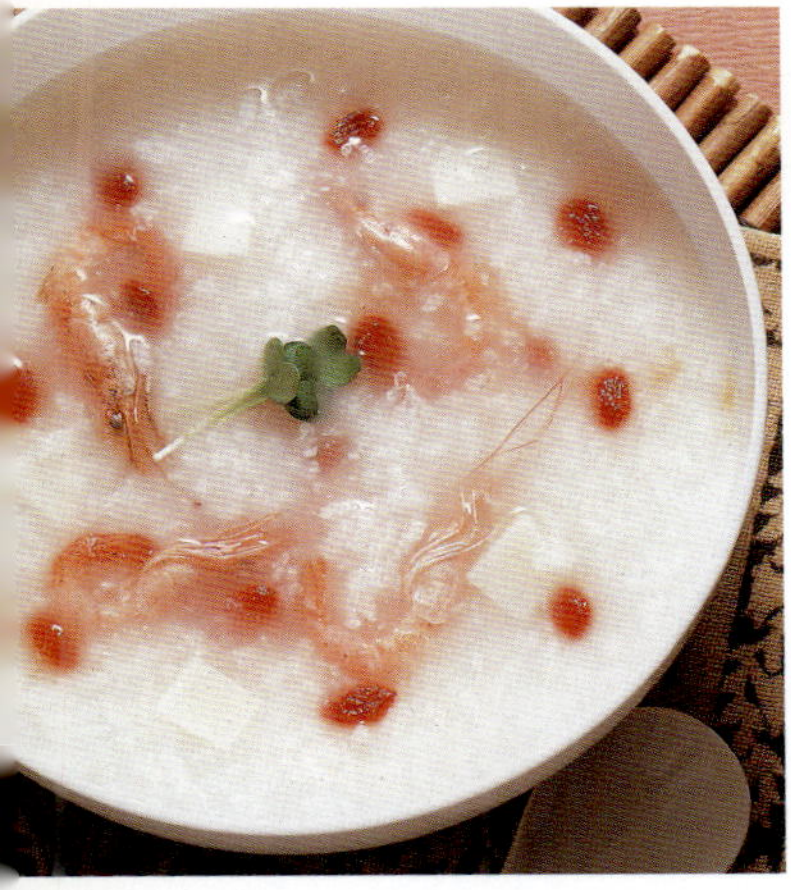

肩こり

山芋・川エビとクコのおかゆ

材料：一人前

米	40g	川エビ	40g
水	500cc	クコ	6 g
山芋	50g	サラダ油、塩	適量

つくり方

山芋は1cmの角切り、川エビは頭と尾を残して皮を剥き、塩水で洗う。クコは5分間ほど水に浸す。これらを薬米同煮法で炊く。

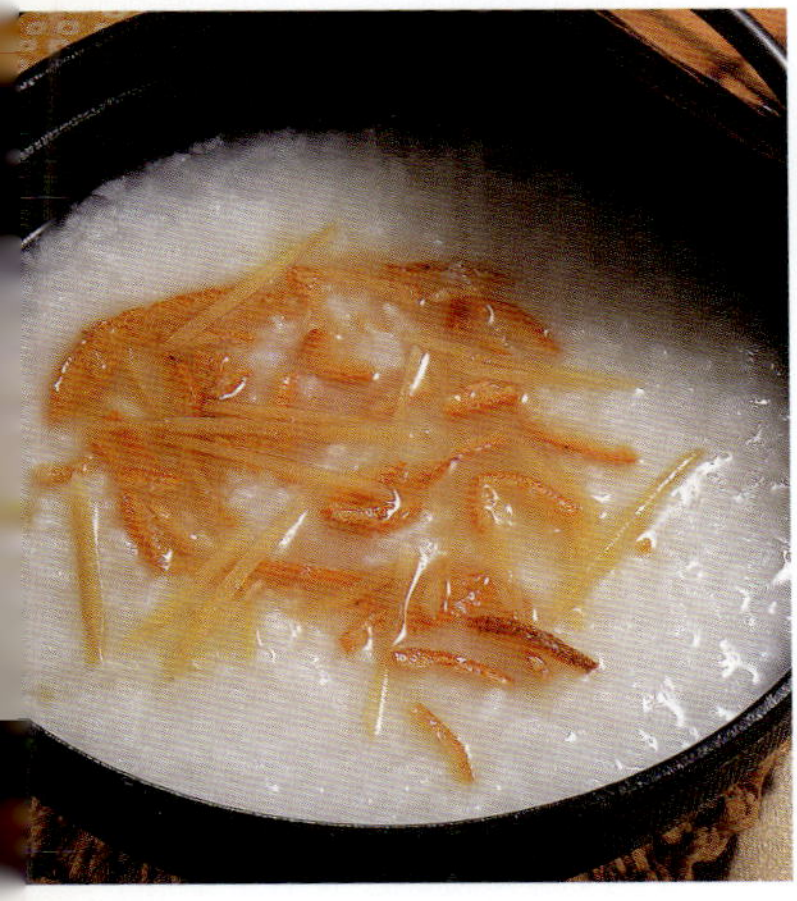

ストレス

みかんの皮と生姜《しょうが》のおかゆ

材料：一人前

米	40g	生姜	3 g
水	400cc	浸した汁	100cc
みかんの皮（乾燥品）	10g	サラダ油、塩	適量

つくり方

水に浸してやわらかくしたみかんの皮と生姜は細切りにする。みかんの皮を浸した汁を使い、薬米同煮法で炊く。

基本的な炊き方　薬米同煮法　後煎法　の炊き方はP2をご覧ください。

ストレス 帆立貝と湯葉《ゆば》のおかゆ

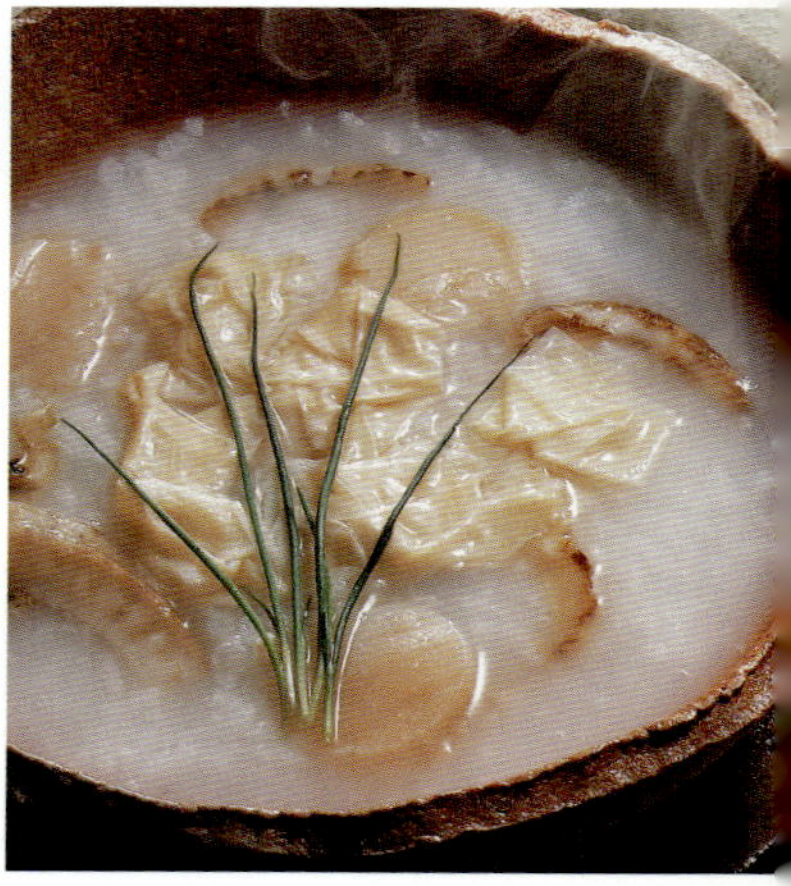

材料：一人前

米	30g	乾燥湯葉	5g
大麦	10g	あさつき	1本
水	500cc	サラダ油、塩	適量
帆立貝	1個		

つくり方

帆立貝はヒモをはずし適当な大きさに切り、柱のほうは2～3枚のそぎ切りにする。米と大麦は**薬米同煮法**で炊きますが、貝類と湯葉は**後煎法**で炊く。仕上げにあさつきをあしらう。

ストレス じゃがいもとウーロン茶のおかゆ

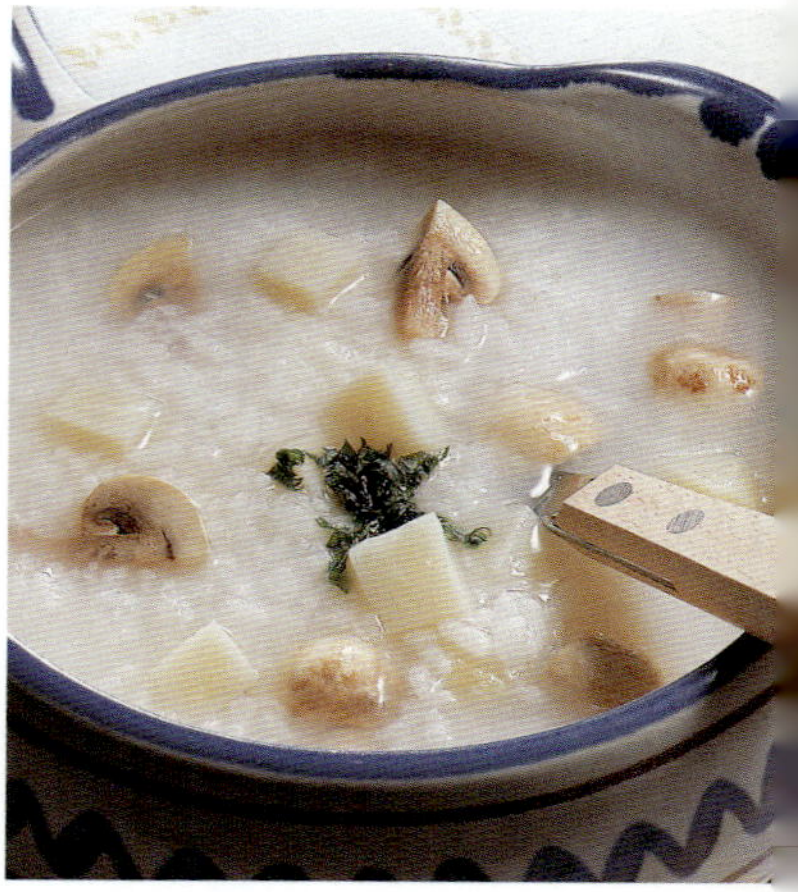

材料：一人前

米	30g	じゃがいも	50g
大麦	10g	はちみつ	小匙1
水	400cc	マッシュルーム	3個
ウーロン茶	100cc	パセリ	適量
		サラダ油、塩	適量

つくり方

じゃがいもは1cm角程度に切り、水にさらし、マッシュルームは2つ割りにする。これらを**薬米同煮法**で炊く。最後にウーロン茶とはちみつを加えて軽く煮立て、パセリのみじん切りをちらす。

基本的な炊き方 薬米同煮法 後煎法 の炊き方はP2をご覧ください。

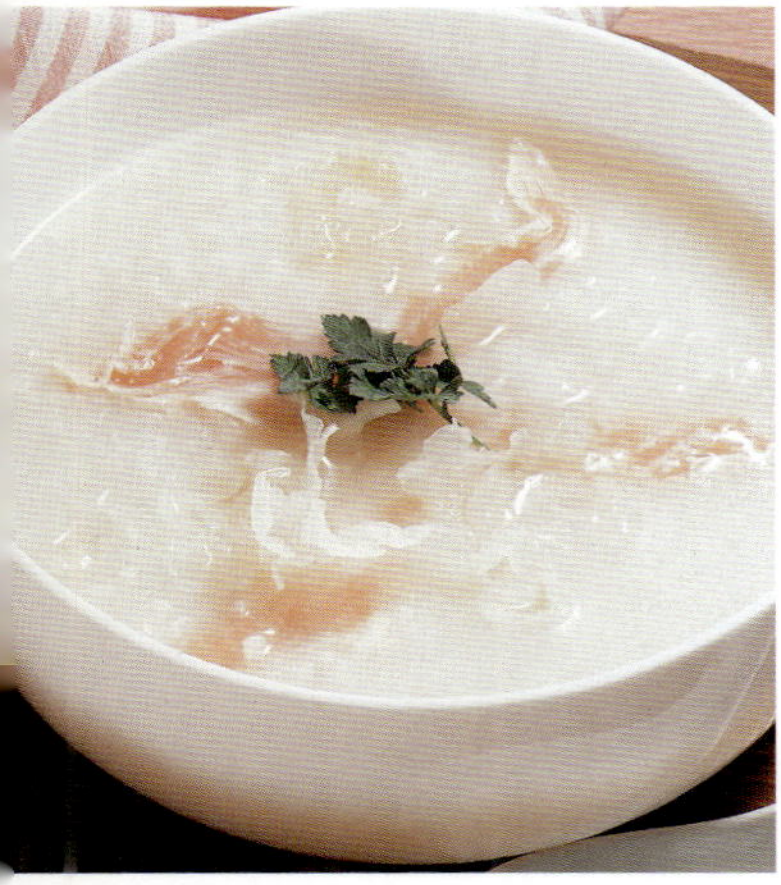

ストレス　鶏ささ身と白木耳《しろきくらげ》、生姜《しょうが》のおかゆ

材料：一人前

米	40g	生姜	3g
水	500cc	八角茴香	1かけ
鶏ささ身	1本	香菜	少々
白木耳	2g	サラダ油	小匙1/2

つくり方

白木耳は水で戻して石づきを取り適当にちぎる。生姜のみじん切りとともに八角茴香も加え**薬米同煮法**で炊くが、ささ身は筋を取り薄くそぎ切りして**後煎法**で炊く。仕上げに香菜をあしらう。

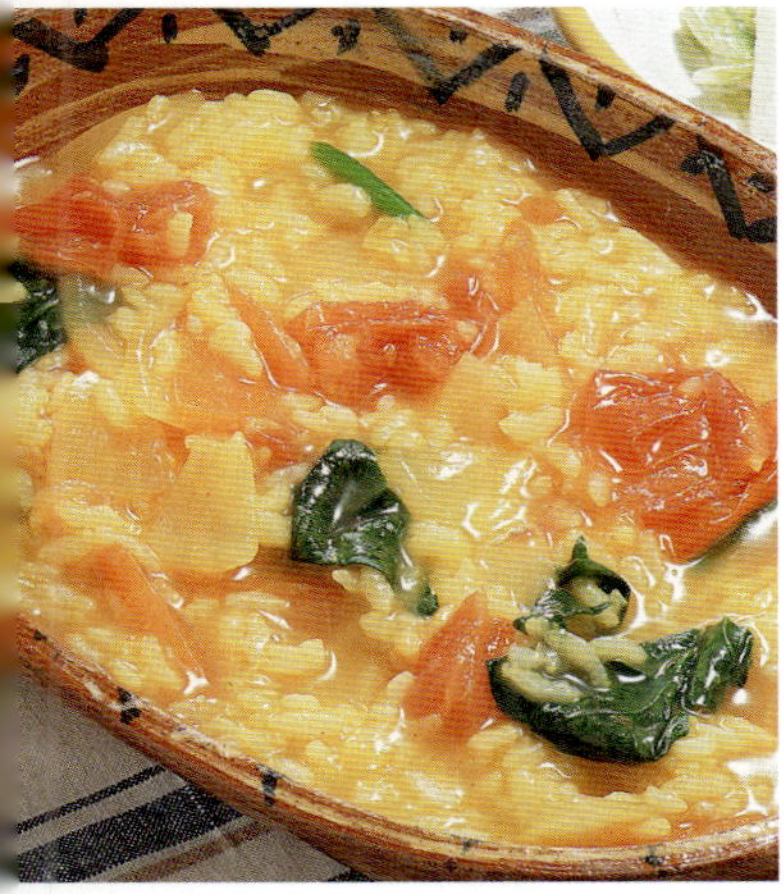

貧血　ほうれん草とトマトのリゾット

材料：一人前

米	40g	ほうれん草	1株
水	450cc	ターメリック	小匙1/4
ブイヨンキューブ	1個	サラダ油	大匙2
トマト	40g	塩、コショウ	少々
玉葱、人参	各20g		

つくり方

熱した鍋で薄切り玉葱と米が透き通るまで油炒めし、塩、コショウ、ターメリックを振りブイヨンを注ぎ、人参のいちょう切り、トマトのザク切りを加え、約30分弱火で炊き、ほうれん草のザク切りを加え、さらに10分間炊いて仕上げる。

貧血 黒豆と干しエビのとろろがゆ

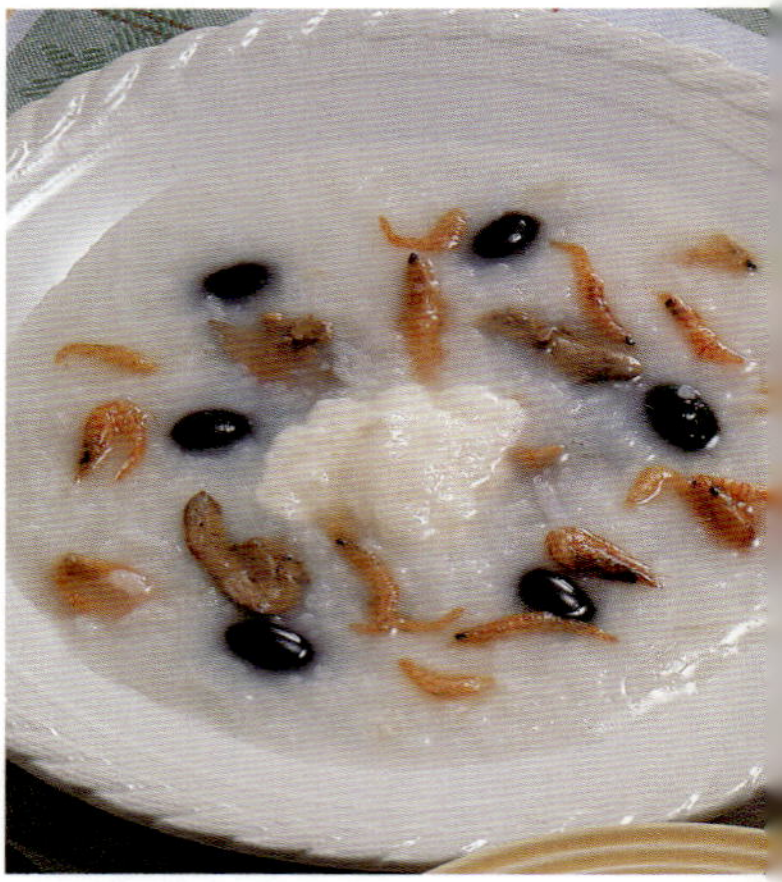

材料：一人前

米	40g	鶏レバー	40g
水	500cc	山芋	40g
黒豆	40g	サラダ油、塩	適量
干しエビ	10g		

つくり方

黒豆は空炒りし、鶏レバーは小切り、山芋はすりおろし、これに干しエビを加え、薬米同煮法で炊く。

貧血 くわいと蓮根・卵黄のおかゆ

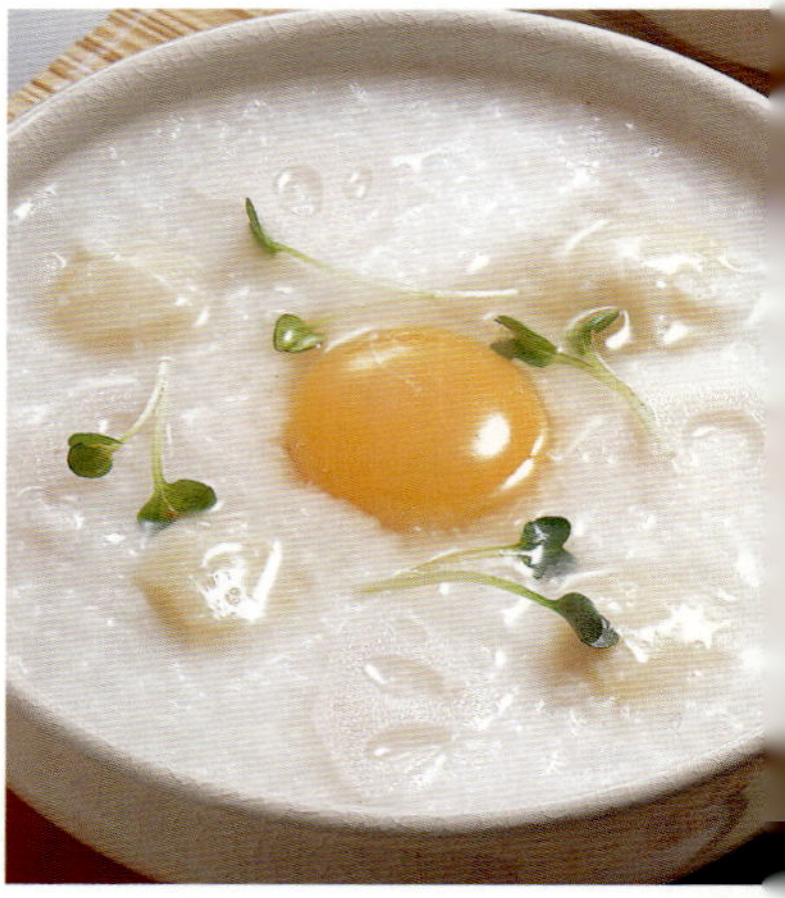

材料：一人前

米	40g	蓮根	20g
水	450cc	卵黄	1個分
くわい	1個	かいわれ菜	少々

つくり方

くわいは厚手に皮を剥き４つ割り、蓮根は５mm厚さのいちょう切り。これを薬米同煮法で炊く。仕上げに卵黄を落とし、かいわれ菜をちらす。

基本的な炊き方 薬米同煮法 後煎法 の炊き方はP2をご覧ください。

おかゆの力を信じなさい！

はじめに

「おかゆはいかがですか」とすすめると、「私は病人じゃないよ」という返事が来る始末。これが今までの一般的な世間の観念でした。しかし現在では「おかゆ＝ヘルシー」が通例となった感じで、人々の健康志向がいかに高まっているかを示しているといえましょう。

世の移り変わりとはいえ現代社会はとにかく忙しい。ある国の人からは「日本人はどうして破滅に向かってそんなに急ぐのか？」なんていわれたりします。だからといってぼんやりと過ごしていると、生き残れないのが日本の国情といいたいのではないでしょうか。確かにこの50年間、日本人はすっかりゆとりというものをなくしたかの様相で生活を送ってきました。おかげで見違えるほどの発展をとげましたが、反面失ったものも決して少なくはありません。だからこのあたりで反省すべきときが来ているのではないでしょうか。ガツガツとあわてふためく生活から、たびたび深呼吸をして自分の人生を取り戻したいもの。食べ物もゆっくりと時間をかけてつくるおかゆや実だくさんのスープ、あるいはシチューづくりなどを目指しましょう。そしてゆっくりとかみしめながら食事を楽しみましょう。

今一つ、われわれが抱えている大きな問題は、体調がすぐれないとき、すぐに手を伸ばす相手が「薬」であることです。医者の立場から見れば「大事に至る前に薬を飲んで解消しなさい」と指導しますが、これが習慣となって、なんでも薬に頼ってしまう人が多くなりました。この苦しみから逃れるには薬に頼るという気持ちはわかりますが、人間本来がもつ自身を治そうとする「力」があることを忘れてはいけません。これが「自然治癒力」ですね。

病というのは体のバランスを崩すことで悪い方向に進みます。したがって体調のバランスが崩れかけようとしたときに、これを立て直そうと働きかけるのが自然治癒力の本質であります。本質といえば、人間の本質を表す3要素に、①体（ボディ）・②精神（マインド）・③霊性（スピリット）のバランスを整えるという説があります。

まず①の「体」については自分自身が痛みやつらさを感じるため、即回復を図ろうとしますが、②の「精神」のバランスを保つというのはなかなか難しいものがあります。ましてや③の「霊性」に至っては、なにか宗教めいたものを感じる方も多いと思います。

俗に「病は気から」と申しますが、これは②と③の要素が伴うと思ってもよいでしょう。①のように物理的に即答できる問題ではなく、その人の性格から、思考力、そして行動力までも変わってくるから不思議です。現代は科学万能の時代です。なんでも科学的に説明できないと、「それは迷信である」とか、「まやかし」で処理されがちです。とかく「非科学的」という言葉で返されるのが常ですが、非科学的という言葉は、それを述べる人の思い上がりともいえます。科学万能の世界といいたくとも、この世には、科学的に解明されていない分野がたくさんあります。したがって非科学的というよりも「未科学的」と述べるべきだ！　と、唱える学者もいます。

本書は、おいしいおかゆのつくり方だけを紹介するのではなく、食物にどのような働きがあるか、現代栄養学とは異なる切り口で紹介をしております。それは中国

4000年の歴史が培った貴重な経験医学に基づくもので、周囲からは「非科学的だ」「エビデンスがない」とはねられている学問をベースにしています。その関係で、本文には少々耳慣れない言葉も出てきます。しかし、私たちの健康を考えると、きっと役立つものが発見できると思います。「薬膳」というのはこのことを示しているのです。どうぞ末永くご活用いただければ幸いです。

岡本　清孝

目次

おかゆの力を信じなさい！

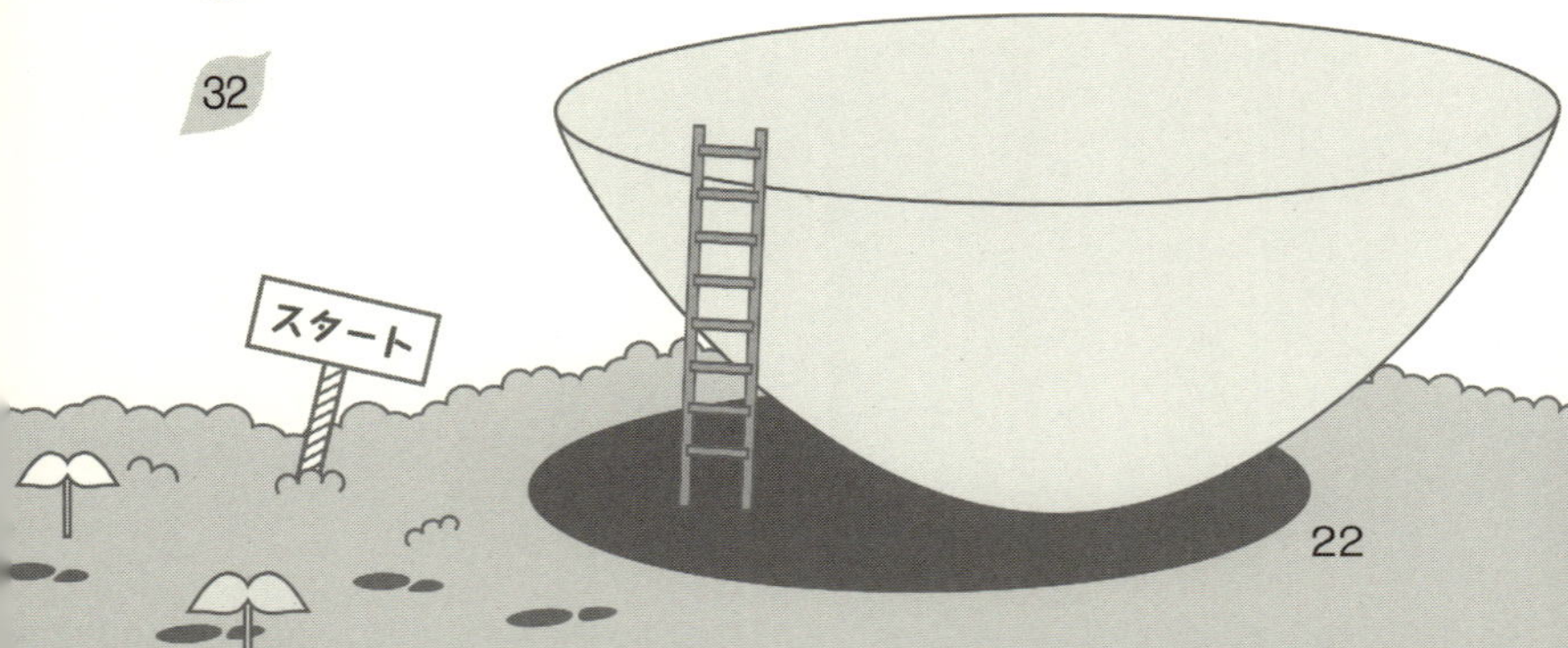

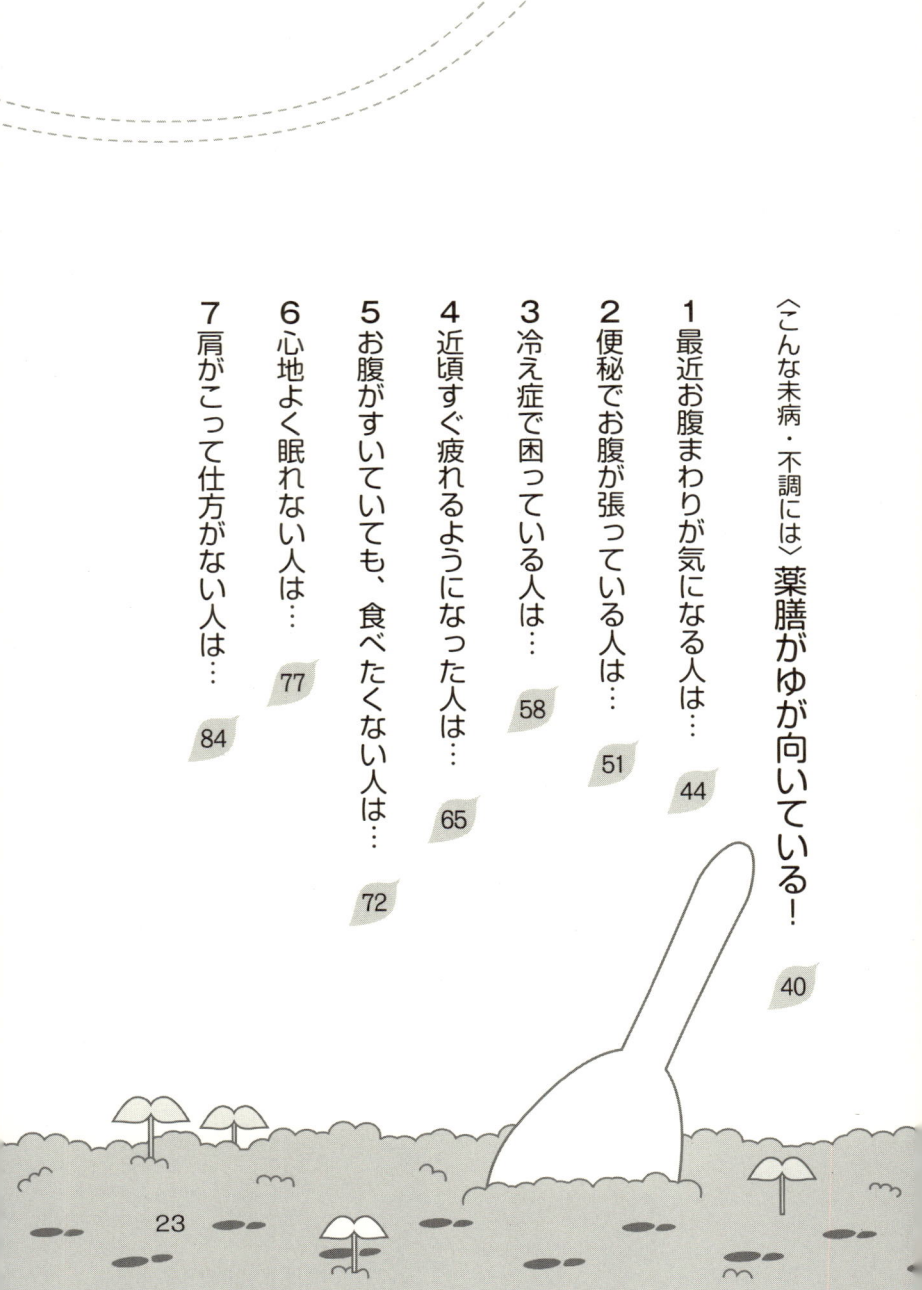

第2章

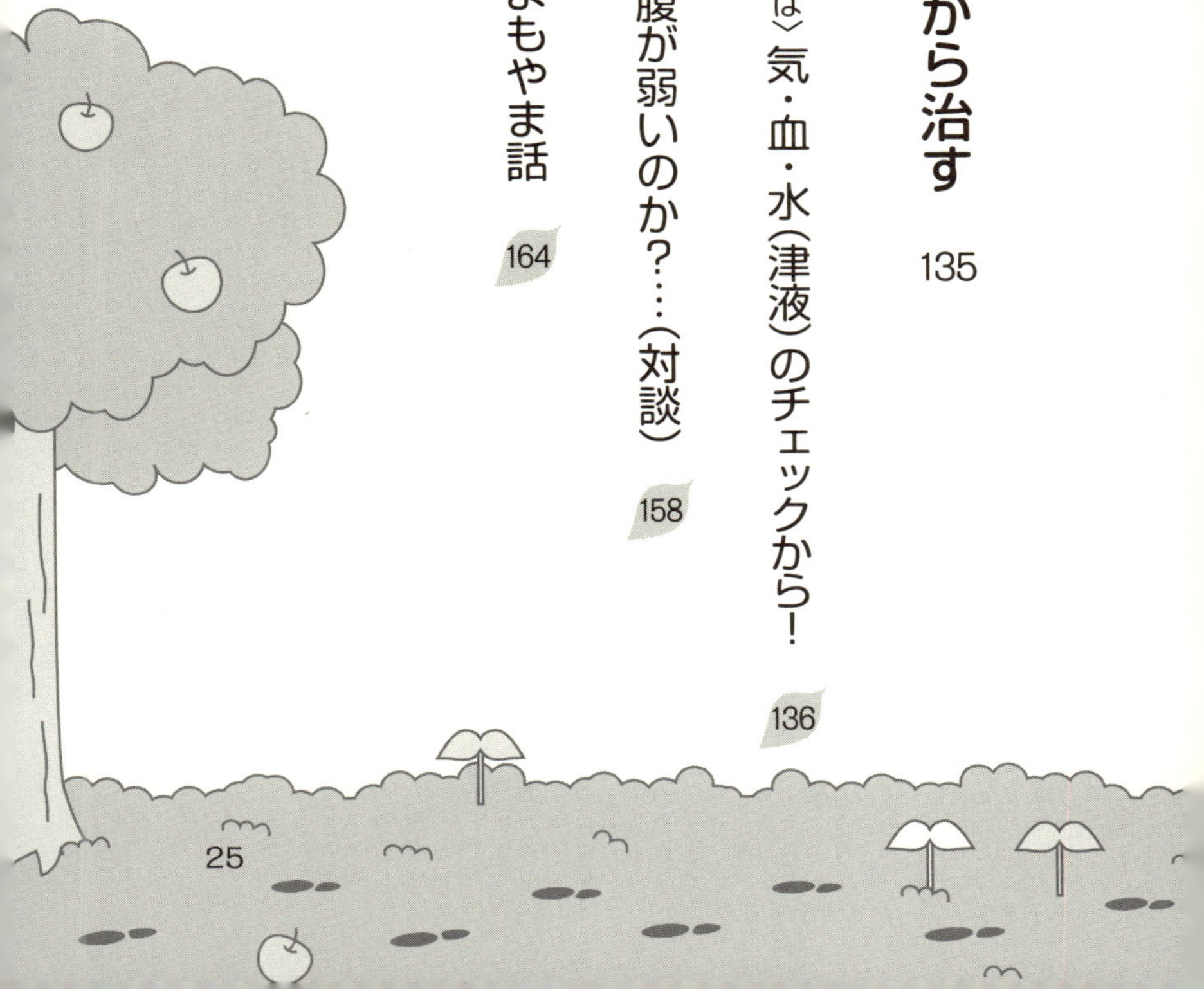

第3章

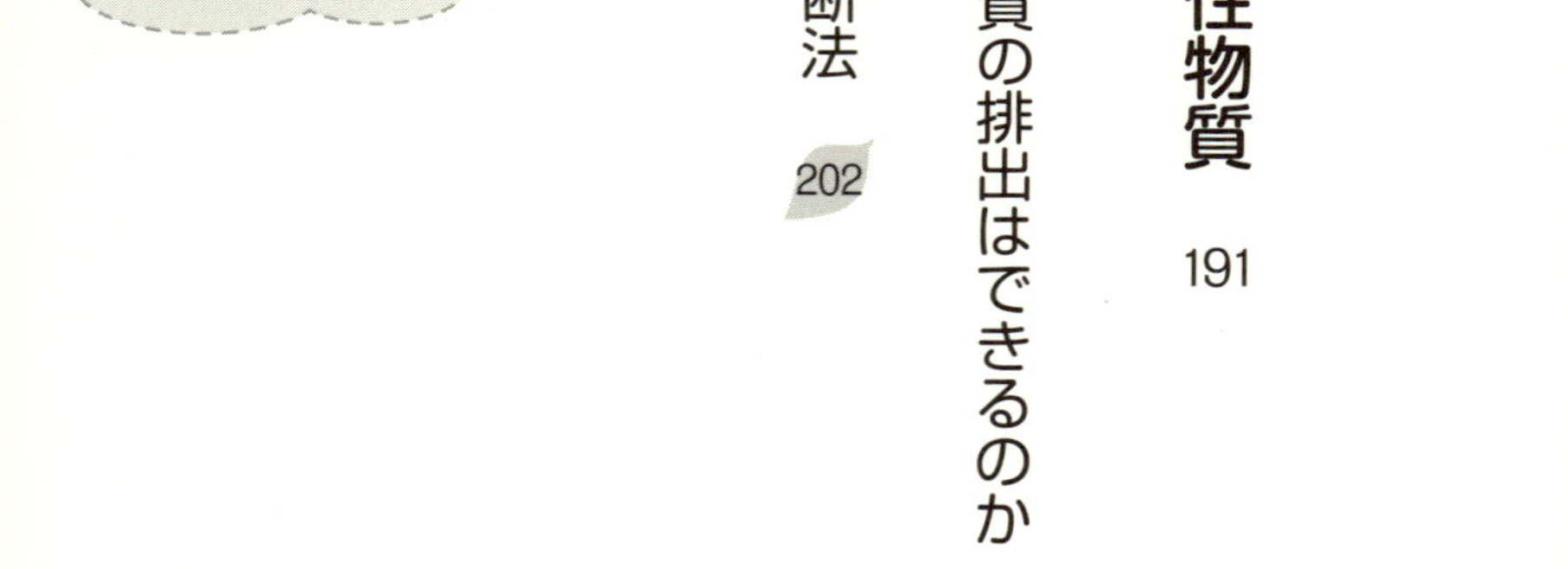

第1章

実践編

身も心もつらい人へ

〈そもそも〉健康とは

おかゆの力

子どもの頃から風邪を引いて具合が悪かったり、お腹を壊すと「母親がおかゆをつくってくれた」そんな記憶のある人は多いと思います。「病前病後にはおかゆ」というのが日本のおかゆの常識です。そのせいか、おかゆというと病気くさくて嫌いという人もいますが、中国四〇〇〇年の歴史の中で脈々と伝えられてきたおかゆの概念はまったく違います。「おかゆこそ、体の中のバランスを整えるもっともやさしい健康食」。これがおかゆの力の真実です。ですから、中国料理には、さまざまなおかゆがあります。食べ物こそ、健康を保ち、体力を維持するなによりの〝薬〟という、〝食養生〟の医学がうんだバリエーションに富んだおかゆの知恵を身につけて、スリムで体内環境の整った〝中からきれいな人〟を目指そうではありませんか。

体内のバランス

ところで、なぜ、中国には体にやさしく作用して、体内環境を整える多彩なおいしいおかゆがあるのでしょう? それは、そもそも「健康」のとらえ方が西洋医学とはまったく異なっているからです。私たちが慣れ親しんできた西洋医学では、健康状態を血糖値や血圧などの数値で判断しています。しかし、健診では特別な異常はないけれど、体調が悪い、元気が出ない、そんなことがしばしばあるものです。

肌の調子が悪い。お腹が張る。疲れが抜けない。気力がわかない、ｅｔｃ．中医学ではこれらのちょっとした不調を未病《みびょう》のサインととらえ、〝体の声を聞く〟ことに重点を置いています。決して血液検査の結果が正常値かどうかだけで健康状態を判断しません。体がほてる、便通がいまいち、食欲がわかない、のどが乾くなど、本人にしかわからないちょっとした変化を体の不調ととらえ、体内のバランスを判

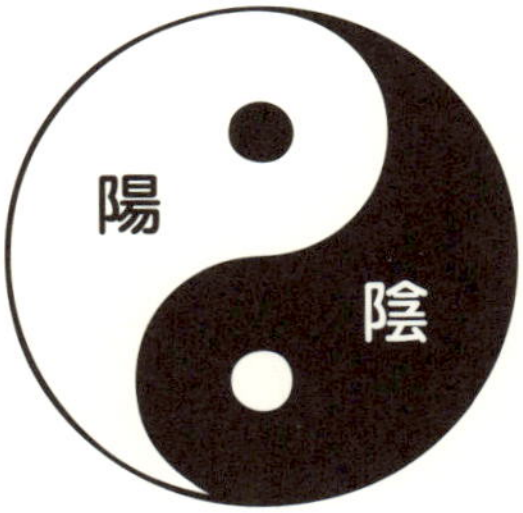

陰陽太極図

体の中では常に陰と陽がからみ合い、動き合い、しかし結果的にバランスをとっているという考え方が、中国の健康観です。

断します。その判断の基準となるのが、〝陰陽のバランス〟です。陰陽とは、いったいなんでしょうか。一言でいい表せば、古代中国でうまれた世界観で、「陽」は活動的なものの象徴。「陰」は鎮静的なものの象徴です。心も体も活発で、発散的、温熱的なときがある反面、抑制的で寒冷的なときもあるものです。体という一つの宇宙の中では、陽が強くなるときも陰が強くなるときもありますが、陽が強くなれば陰が弱まり、陰が強くなれば陽が弱まったりと常に変化しながらも、究極的にはバランスがとれているのが健康な心身ということになります。いわゆる〝未病〟、不調が長引いているときには、毎日の生活の中で体の中が陰か陽に傾き過ぎているときなのです。

さて、この陰陽説を食にあてはめると、陰とは、体外から摂取する栄養成分のことで、陽が、摂取して体内の臓腑に貯蔵している栄養成分を細胞のすみずみにまで運ぶ役割をしています。体の中が陰に傾いている状態で、栄養成分をとり入れただけでは、倉庫に食料を備蓄している状態と同じ。貯蔵した栄養成分を毛細血管に至るまで循環させ、各所に届けることが陽の役割なのです。

そして、陰が不足すれば体力が衰える、やせる、熱っぽくなりやすい、めまいが起こりやすい、不眠などの症状が出てきます。また陽が不足すると、疲れやすい、すぐ身体を横に寝てしまう、寒がり、手足が冷えるというような症状が出てきます。医者でなくても自分でこの程度の判断は可能ですから、陰陽のバランスが崩れていないか、日頃から気をつけてみましょう。

中医学の専門用語

陰が不足する場合を「陰虚《いんきょ》」や「陰衰《いんすい》」、陽が不足する場合は、「陽虚《ようきょ》」や「陽衰《ようすい》」といい、反対に過剰な状態を「陰実《いんじつ》」や「陰盛《いんせい》」、「陽実《ようじつ》」や「陽盛《ようせい》」といいます。

下の図でもわかるように、陰と陽の釣り合いがとれているのが健康ですが、バランスが崩れている場合にも、どちらかが不足している人と、どちらかが多過ぎる人がいます。同じ寒がりでも、単に陽が足りなくて寒がりの場合と、陰が多過ぎて寒がりの人とでは食べるものを変えていくのが中国薬膳がゆの知恵なのです。

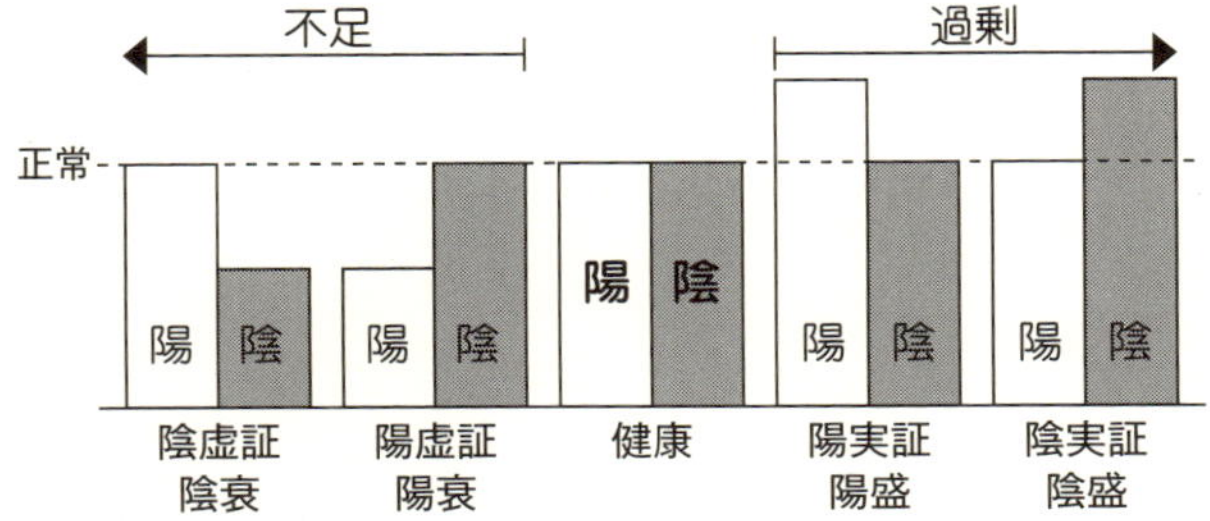

〈なぜ今〉薬膳がゆと中医学なのか？

あなたがあなたの体調にぴったりのおかゆを選べるようになるために、ここで、なぜ未病への意識が大切なのか、薬膳から考えられたおかゆにはどんな力があるのかを再確認してください。

そこで、中国の国立大学北京《ぺきん》中医《ちゅうい》薬大学《やくだいがく》を卒業し、中国でも著名な老中医《ろうちゅうい》（権威ある医師）である魯兆林《ろちょうりん》教授のもとで研修を重ね、同大学付属病院で多くの患者さんと接してきた梁蓓《りょうべい》先生との対談です。

「未病」や「薬膳」という言葉の意味を再度とらえ直しながら、体の中から健康を立て直す道すじを一緒に考えてみましょう。

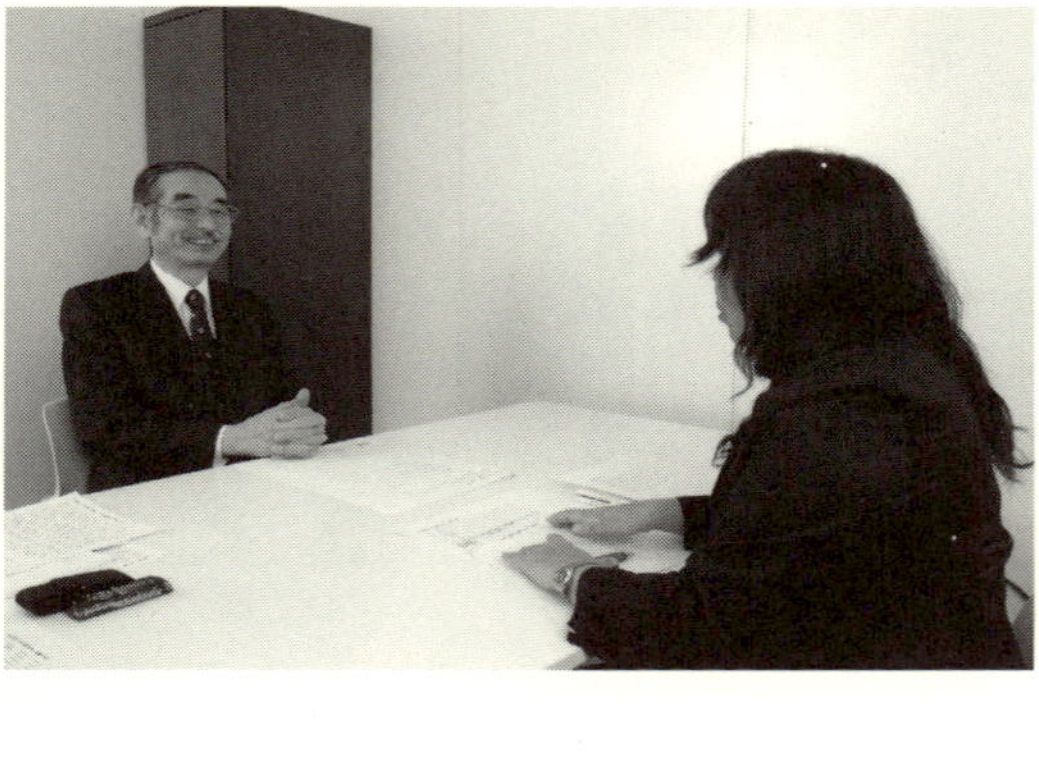

それは、未病の段階から治すことができるから

岡本　本日はおいでいただき、ありがとうございます。梁蓓先生とこのような機会を設け、話せるのがすごく楽しみです。話したいことがいっぱいあるんですよ。

梁　私こそ、こうして岡本先生とお話しさせていただく機会をいただきまして、ありがとうございます。今日はよろしくお願いします。

岡本　さっそくですが、最近〝未病〟とか〝養生〟という言葉が日本でもよく使われるようになってきましたが、未病と養生の認識が混乱している気もしますね。

梁　未病は病気になる前の状態、体が合図を出しているときのことです。そして養生は、病気の回復期に使う言葉。しかし、現代人にとって養生が必要などと使うときには、回復期と同じような養生を心がけていかないと、今の体の中のバランスが崩れた人々には、健康維持ができにくいという意味なんだと思います。養生が必要な日本人にたくさんお会いしますよ。

岡本　中国医学でとらえる未病と、日本の健診などでよくいわれる早期発見という

のもずいぶん違った考え方ですよね。

梁　未病というのは、現存する中国最古の医学書と呼ばれている〝黄帝内経《こうていだいけい》〟に「不治已病《ふちいびょう》　治未病《ちみびょう》」という言葉で初めて登場します。この医学書が書かれたのは今から約２２００年前（前漢の時代）、その時代から未病という言葉があったわけです。

岡本　「不治已病　治未病」とは、病気になったものを治すのではなく、病気になる前、未病を治すのが医学の役割であるという意味ですね。だからいわゆる薬だけでなく、食べ物の薬効を生かして食事から未病を治す「食医」という医者がいた。日本では、あの韓国ドラマのチャングムが食医だったというとみなさんよく理解してくれます。

梁　そう、その食医になる初めの一歩が今回の薬膳がゆの知識なんです。一人ひとりが自分の食医になるつもりで、自分の未病や不調にぴったりのおかゆを食べられるようになったら素晴らしい。体の中のバランスは季節によっても、暮らしぶりに

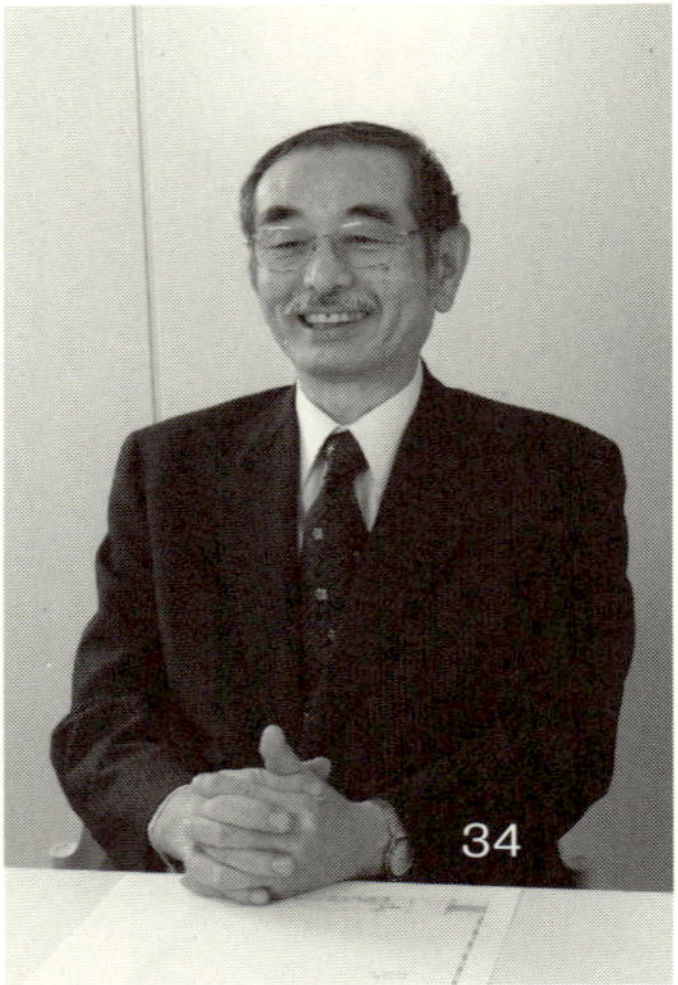

（著者）
岡本清孝先生

よっても毎日違いますから、その日その日のおかゆがわかれば、みんなすごく元気で、だいいち、きれいになれる。

岡本 よく医者はとにかく早期発見だとおっしゃいますが、私たちにしてみれば何が早期発見なのかよくわからない。検査して、異常が見つかって初めて早期発見なのかどうか、あいまいですね。

梁 そうですね。私も大学の病院で臨床をしていましたが、ほとんどの方は病気の症状が出てから来られます。しかも西洋医学の薬をいろいろ使ってみたけどよくならないという人が多くいます。そして漢方で治療しながら、とことん食事指導をします。そうして病気がだんだん治って、症状が改善してくると、自分の体を自分で守るように考え始めます。ようするに自分の体から発している合図を読み取れるようになるんです。みんな早期発見というより、病気になってから気づくんです。

岡本 そうですよね、現実は。

梁 それで漢方にしろ、食事にしろ、今の自分の体に合うように一生懸命考えて、たとえば自分の体質や体調も陰陽的な意味で少しわかってくると、普段の食生活が陰に片寄っているから、陽の役割に働きかけるものを心がけて食べるとか。これが実践できるようになると、本当の意味の健康維持ができるようになってきます。その変化を微妙な小さな合図で体は出しているんです。その声を聞かずにだんだん体調を崩す人がいっぱいいます。そうならないようにしてほしいです。

日本人はお腹が弱い

岡本　未病から治すには、やっぱりもともとの自分の体質を知っていることが大切です。しかし、日本人は最近、体質に目をやる意識が薄いかもしれません。

梁　日本の学校で教えるようになって10年たちますが、たとえば日本人の体質は、お腹が弱い人が非常に多いんです、便通に問題があったり、お腹の調子が整わない人が。それにぴったりなのが、おかゆ。おかゆで日々の養生をするだけで、体調がぜんぜん違ってきますよ。

私たち中国人は、みんなよく、朝、おかゆを食べます。小さい頃からおばあちゃんがつくったおかゆやおもゆを食べています。日本でも葛湯《くずゆ》ってあります？

岡本　葛湯いいですよね。小さいときに風邪を引いたときとかに飲まされた。

梁　そうそう。あれは薬膳の意識がなくても、れっきとした薬膳。昔からのおばあちゃんたちの知恵が、日本にもあったと思います。

岡本　そうですね。葛湯に生姜を入れてとかもありました。あとは、正月に七草がゆも食べますね。

梁　あれは結構感心しました。中国では八宝がゆというのを食べていました。もともと中国と日本は似ている知恵をもっているんですよ。

岡本　無病息災って言葉がね、日本人には伝わってはいるんだけども、病に至らないように、未病の段

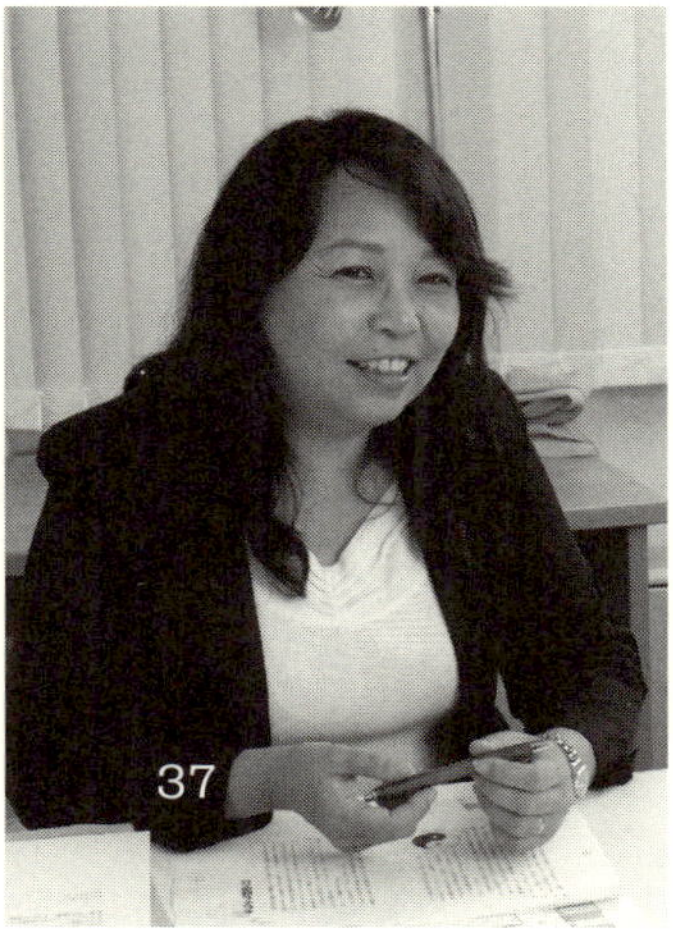

梁　蓓（リャン・ペイ）　中医師

中国北京市出身、国立北京中医薬大学卒業後、同大学中医営養学教育研究室講師を経て 1989 年に来日。国立北京中医薬大学日本校助教授、淑徳大学エクステンションセンターの講師、ＮＰＯ法人 全日本薬膳食医情報協会特別講師。「中医営養・薬膳学研究会」の代表。

URL：http：//chuuieizenkai.web.fc2.com/

階で対処する方法を忘れてきちゃったんでしょうかね。でも、おかゆ一つとっても、何百年何千年前から、中国でも日本でも同じことを考えていたんだなって思いますね。

中医学のエビデンスは、本物の人体実験

梁　そう、その何百年何千年前からの知恵が生き続けているのは、本当は、中国こそすごい統計学でエビデンスをとってきたからなんです。「なぜセロリで血圧が下がるの？　誰が証明して決めたの？」って、生徒さんたちはよく聞いてきますが、実はそれを決めてきたのは、２０００年、３０００年にわたる経験値です。

岡本　中国はその長い長い時間の中で、ずっと食物や草木の薬効を調べ、探し続けてきて、これを食べると毒にあたるとか、これを食べると体が温かくなるとか、ある意味、人体実験を繰り返しながら、その記録を残してきたわけです。これこそ立派なエビデンスですよね。

梁　今の言葉でいえば、何千年間にわたって疫学調査をしてきた統計学の結果とい

うこと。たとえば、お酒。ものすごい種類の薬膳酒がありますが、体にいい薬膳酒ができるまでにはここまではいいとか、これ以上は危険だとか、それがわかるまでに命を落とした人もいるというすごい経験値の中から、少しずつデータを積み重ねてわかってきたことが今、残されているんです。

岡本　それだけの膨大な数のデータと経験が積み重ねられて、中医学という教えができ上がってきた。その中医学だからこそ、現代の西洋医学じゃ測れない未病をとらえることができるのかもしれませんね。

梁　これからは、西洋医学と東洋医学（中医学）が協力したほうがよいところがいっぱいあると思います。科学という、目に見える部分で実証できる西洋医学にはおよばないところも東洋医学にはあります。でも、人間は機械じゃないから、病状、症状、未病のサインも千差万別。マニュアルでは対応できないところをしっかり埋めるのが東洋医学の経験値。薬膳がゆは、簡単で手っ取り早い家庭の医学ですよね。

（158頁の対談に続く）

〈こんな未病・不調には〉

薬膳がゆが向いている

病人食ではない、おかゆを食べよう

「おかゆ」と聞くと、真っ白に膨らんだ米粒が、ほどよいトロミのついた「おもゆ」と溶け合うような格好で湯気を立て、中央に決まって真っ赤な梅干しが鎮座している姿を思い浮かべます。これが私たち日本人にとって共通する「おかゆ」のイメージ。そして、このおかゆをいただくときといえば、病気をしたときや、お腹の調子がパッとしないとき。日本人ははっきりと体が弱ったときしか、なかなかおかゆのお世話にはなりません。

ところが古来の日本では、このおかゆを儀式や祝賀の際にいただいていました。また、その流れの中には中国から伝わったところが多々見受けられ、たとえば正月の「七草がゆ」は、これからの1年間の無病息災を願って食すものであり、その内容は季節の野菜を用いています。今日に至っては、ごく普通に使われている「薬膳」という言葉ですが、実は「七草がゆ」こそ、薬膳そのものです。ゴ（オ）ギョウ、ハコベラ、セリ、ナズナ、スズナ、スズシロ、ホトケノザ、これらに共通するのは、冬のあいだ体を動かす機会が少ないため、体内に鬱積してしまった熱性の毒素などをちらす働きをもっていることです。

また、京都では朝食におかゆをいただく習慣がありますが（今では少なくなっている）、中国にも朝食におかゆを食する習慣が根強く伝わっています。それも私たちが見慣れている「白がゆ」と、いろいろな具が入った「花がゆ」を使い分けて体調を整えます。この「花がゆ」のつくり方次第、どんな食材をプラスするかで、さまざまな不調や未病に対処するおいしい薬膳がゆができ上がります。

小さな断食のあとはおかゆで

ご存知の通り朝食は英語で"Breakfast"といいますが、直訳すると"Break"は「破る」、"fast"は「断食」になります。つまり誰でも睡眠中は、小規模ながら断食を行なっているわけです。そして、太陽が東の空に昇るときに目覚め、この小さな断食のあとに、最初に口にするのが、その日の体調に合わせた「花がゆ」ならば、自分が必要とする栄養成分がダイレクトに体に働きかけ、お腹ももたれません。これこそ、長い歴史の中から編み出した生活の知恵であり、1日の食事の配分から考えても、朝食をおかゆにすることは、消化面でも体にやさしく、しかもお米のエネルギーと加えた具材の栄養素が午前中の行動力を支えます。

体からの合図と体質に合ったおかゆを選ぼう

「おかゆはヘルシー」と考えても間違いではありませんが、単純に白がゆで済ませていたのでは米から得られる栄養のみで終わってしまいます。また、白がゆだけで過ごしていると、やがて体力も落ちていきます。本当にヘルシーでスリムなプロポーションには、バランスのとれた栄養が必須です。栄養のバランスを考えながら「おかゆプラスアルファ」を心がけてください。豆類、種実類、芋や根菜類を加えるおかゆから、肉類や魚介類を加えるおかゆもあります。

本編では基本的に4つのタイプに分けてメニューを組み立てましたが、自分がどのタイプであるか、しっかりと見極めた上で、その日その日のおかゆを選べば、体型も体質も整うはずです。

まず、自分が気になる症状のチェックテストを行い、自分のタイプを判断してください。そして、自分に合ったおかゆで、体調改善を目指しましょう。

自分が現在どのような体調であるのか、どのタイプのおかゆにするか、「あなたがいいというなら、私もそれにしよーと」では困ります。そのときの体調にぴったり合ったおかゆがいちばんおいしいはず。体がいちばん喜ぶからです。

1 最近お腹まわりが気になる人は…

体質に合わせたおかゆで肥満を改善

肥満といってもその原因はいろいろあるのをご存知ですか？　食べ過ぎは大きな要因の一つですが、そのほかに体内の代謝が悪くなり、むくみが出たり、消化が悪くなったりすることで肥満になってしまうケースがあります。

まずは、チェックテストであなたの肥満のタイプと原因を探し出して、タイプに合わせた薬膳がゆを選ぶことが大切。

おかゆはなんといってもヘルシーで、ダイエットに適している料理。栄養バランスを考えながら、自分に合った薬膳がゆを食べることで、陰陽のバランスが整います。おかゆこそ、健康になれる万能食です。

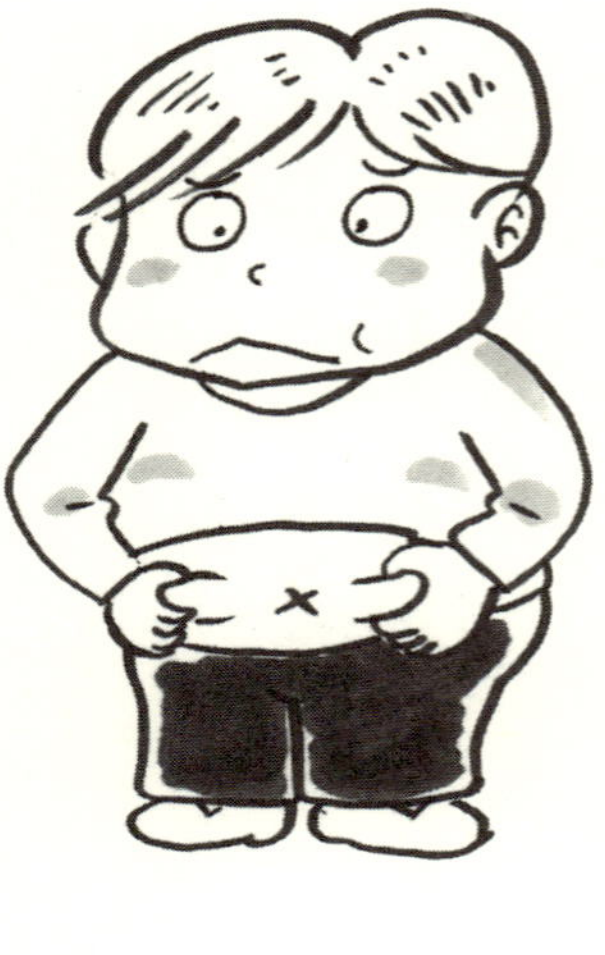

肥満チェックテスト

1〜12に該当するものにチェック（☑）して、あなたの肥満のタイプを調べましょう。まずはそこから始まります。

□1 手足がよく冷え、寒がり
□2 朝方になると下痢をする
□3 むくみやだるさがある
□4 食欲は旺盛
□5 お腹が張る
□6 口臭がきつい
□7 のどがよく渇く
□8 腰やひざがだるい
□9 便がかたく尿の量が少なく赤い
□10 脇に重縛感と倦怠感がある
□11 口中が甘く感じる
□12 口中が苦い

あなたはどのタイプの肥満？

1〜3にあてはまると「むくみ症型」
体内の水分の代謝が鈍り、身体肌表のあちこちに滞留してむくみを引き起こし、太っています。この肥満は、気力低下のもとに。

4〜6にあてはまると「大食漢型」
食べ過ぎが胃を始め、消化器官に大きな負担をかけている肥満です。余分なエネルギーも老廃物も体内にため込み、やせにくい体質に。

7〜9にあてはまると「消化渋滞型」
体内の水分が減少気味で、内部で熱が発生し、肌の潤いも減少。筋肉、関節などの動きもにぶって肥満に陥っています。

10〜12にあてはまると「食事不摂生型」
うつになりやすい傾向があり、決まった時間に食事がとれず、消化も悪いため、食べ物のエネルギーを上手く使えず、太ってしまいます。

☞ **次頁からのタイプに合わせた薬膳がゆで肥満対策！**

※複数のタイプを合併している人は、それぞれのタイプのおかゆを日によってつくってみてください

むくみ症型には

『小豆《あずき》とハト麦のおかゆ』

小豆とハト麦でむくみを取ろう！

むくみを取るには、体内にたまった不要な水分を排出しなければいけません。それには、小豆とハト麦がいちばん。小豆は体内で発生する炎症を治め、利尿促進、むくみを取り、抗癌解毒《こうがんげどく》の作用もあります。おかゆに使用するときは事前に水に浸し、早くやわらかくなるように準備が必要です。ハト麦はそのままでは非常にかたいため、精白したものを使用します。ハト麦を水に浸す時間は品質により異なりますが、半日くらい水に浸しておけば間違いないでしょう。効能は消化力を増強、腫れやむくみを取り、しびれやしこり等をほぐします。

材料：1食分

米	40g
水	500cc
ハト麦	10g
小豆	20g
サラダ油、塩	適量

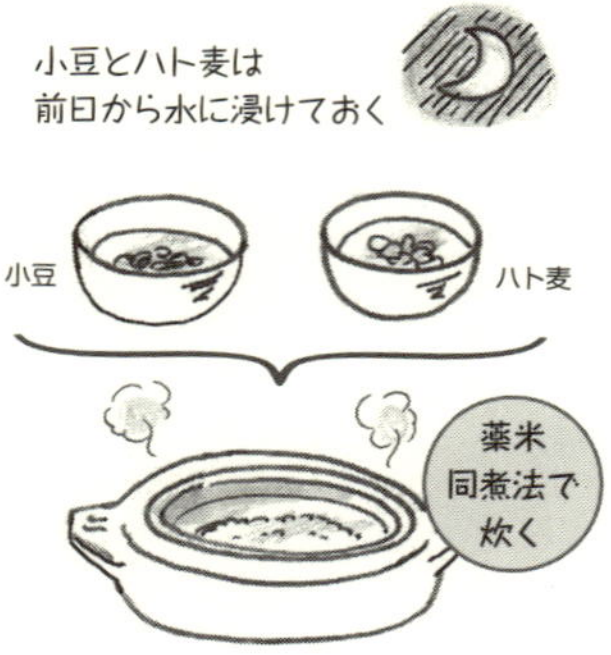

小豆とハト麦は
前日から水に浸けておく
小豆
ハト麦
薬米
同煮法で
炊く

**組み合わせたい
おすすめ献立**

- 春菊のおひたし
- ズッキーニと豆腐の炒め煮

レシピは P3 参照

大食漢型には

『ニラと芥子菜《からしな》のおかゆ』

ニラと芥子菜で大食い防止を！

大食漢型は、体のすみずみにエネルギーが届いていないため、より多くのものを欲してしまいます。そのため、体を温めたり、血行をよくしたりするニラや芥子菜で、エネルギーをすみずみに届け、それ以上食べたいという欲求を抑えます。しかもおかゆなら、すぐにエネルギーが届きます。ニラは、体の冷えを温める働きや鼻血、血尿、血栓予防にもなり、また気の巡りをよくし、血液の凝縮をちらし、解毒の効果もあります。芥子菜は咽喉痛の治癒によく、痰の切れもよくします。利尿促進もあり、便通によい効果があるおかゆになります。

材料：1食分

米	40g
水	500cc
ニラ	1/2 わ
芥子菜	1 株
クコ	4g
サラダ油、塩	適量

基本的な炊き方でおかゆを炊き

クコはぬるま湯で戻しておき、ニラは2cmの長さに切り、芥子菜は下ゆで後、3cmの長さに切る

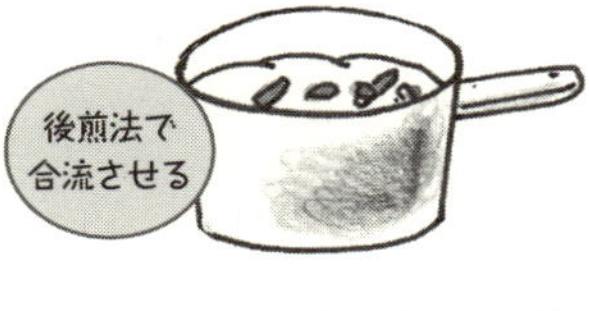

レシピは P3 参照

組み合わせたいおすすめ献立

- ●玉葱のサラダ
- ●細切り昆布と椎茸の炒り煮

消化渋滞型には

『大根《だいこん》・蓮根《れんこん》・椎茸《しいたけ》のおかゆ』

大根・蓮根・椎茸を使って体内毒素を追い出そう！

消化渋滞型は、余分なエネルギーや老廃物を体にため込んでいるので、消化を促す食品をとるように心がけます。大根は加熱すると、消化促進、気の高まりを抑え、体内毒素の発散、痰を溶かすなどの働きがあり、生食ではジアスターゼの働きで、消化不良の解消、胸中のつかえなどをすっきりさせてくれます。蓮根は体内で発生する炎症をくい止め、血液の浄化、汚れた血液の除去を果たします。干し椎茸は気力を増進させ、がんの予防にもなり、強い働きがあります。

材料：1食分

米	40g
水	500cc
大根	30g
蓮根	20g
干し椎茸	1枚
サラダ油、塩	適量

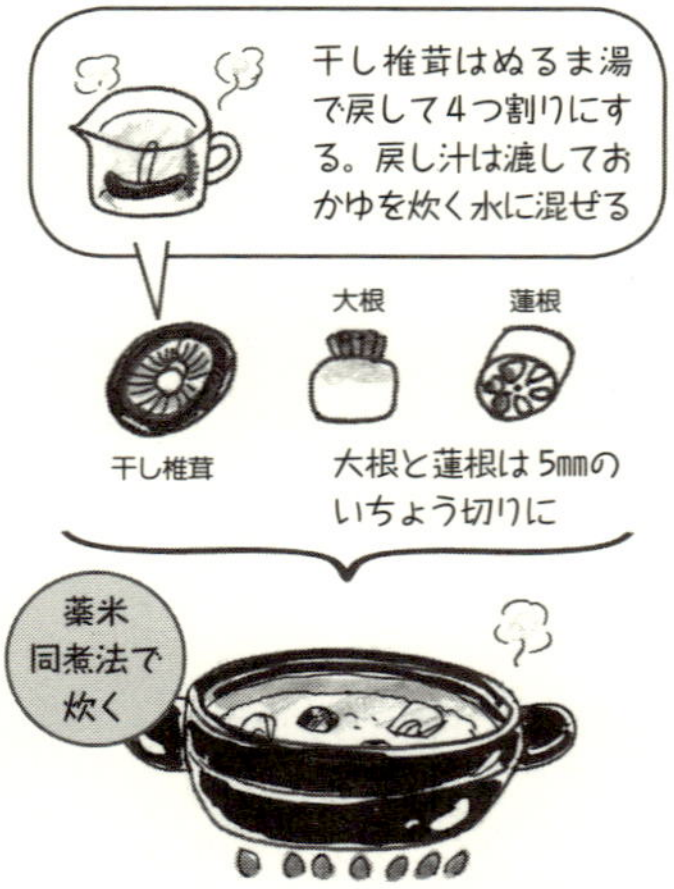

干し椎茸はぬるま湯で戻して4つ割りにする。戻し汁は漉しておかゆを炊く水に混ぜる
大根
蓮根
干し椎茸
大根と蓮根は5㎜のいちょう切りに
薬米同煮法で炊く

レシピは P3 参照

組み合わせたい おすすめ献立

- あおやぎと セロリのわさび醤油和え

食欲不摂生型には

『ワカメとコンニャクのおかゆ』

ワカメとコンニャクはスリムを約束！

ワカメやコンニャクで腸の働きを活性化して栄養の吸収をよくすると、健康的にお腹がすき、食事がきちんととれるようになります。ワカメは炎症を抑え、痰を溶かし、腫れやしこりをほぐし、利尿促進、便秘にも効果的です。また、がんの予防にも役立ちます。コンニャク芋には皮膚の保水成分であるセラミドが含まれており、グルコマンナンの働きと相乗効果を果たし、腸の活動を円滑にし、肌の潤いを保ちます。美肌効果が期待できるおかゆです。

材料：1食分

米	40g
水	500cc
ワカメ（干）	3g
コンニャク	30g
サラダ油、塩	適量

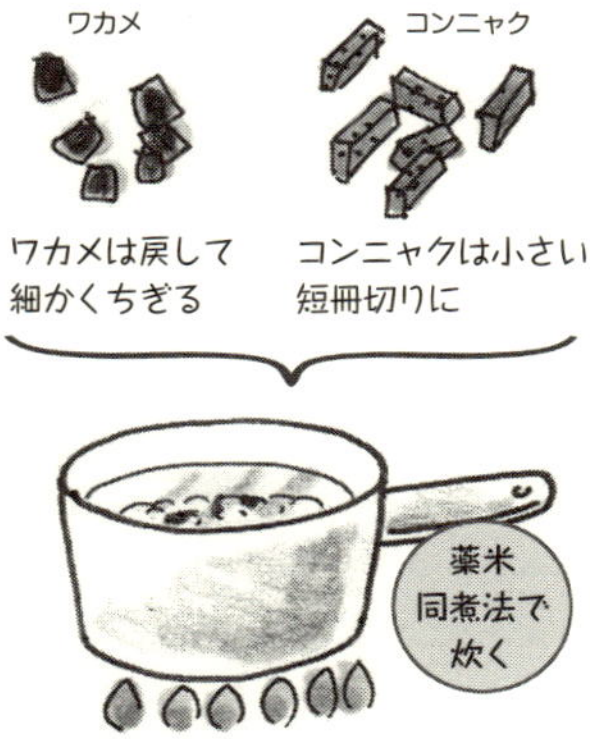
ワカメ
コンニャク
ワカメは戻して
細かくちぎる
コンニャクは小さい
短冊切りに
薬米
同煮法で
炊く

組み合わせたい
おすすめ献立

●人参と筍の煮物
●マンゴープリン

レシピは P4 参照

■肥満対策の注意点

「肥満解消」というと肉を断つことばかり考えがちですが、肉類も体にとっては大切な食品です。脂肪の少ない赤身の肉は適切にとりましょう。またフルーツ類も糖分が多いので、控え目に。ただし果実類の中でも山楂子《さんざし》やクコなどに含まれる甘味には、肥満解消によい働きをもつものがあります。山楂子やクコ、棗などから甘味を摂取することで、味覚も敏感になってきます。

また、人工甘味料が次々開発されていますが、戦後50年間の推移からみると、どうしても賛成できかねるのが私個人の感想です。肥満対策で必ず心がけていただきたいことは、食べ方と、食べる時間帯です。朝食でおかゆをいただくと栄養の吸収が効果的です。また、夜食をとらなければならないとき、おかゆは理想的なメニュー。さらに理想をいえば、夜8時以降の飲食は避けましょう。

2便秘でお腹が張っている人は…

便秘の種類で対応策はさまざま

女性にとって大敵の便秘。もちろん男性でも同じです。しかしどちらかといえば、便秘で悩むのは女性に多いようです。身体の構造上そのようになりやすい面があります。

不愉快な便秘の解消に、「この薬で便秘が治る！」などとテレビで宣伝している薬も少なくありませんが、それで効く人もあれば、まったくお呼びでない場合もあります。便秘の解消には、まず規則正しい飲食の習慣を身につけることが基本です。

そして、排便を適切に促す食物をしっかりとることです。食物の中に含まれている繊維質は、腸の内容物を増加させて腸壁に刺激を与え、腸の蠕動《ぜんどう》運動を活性化し、快適な排便を促進する働きを備えています。

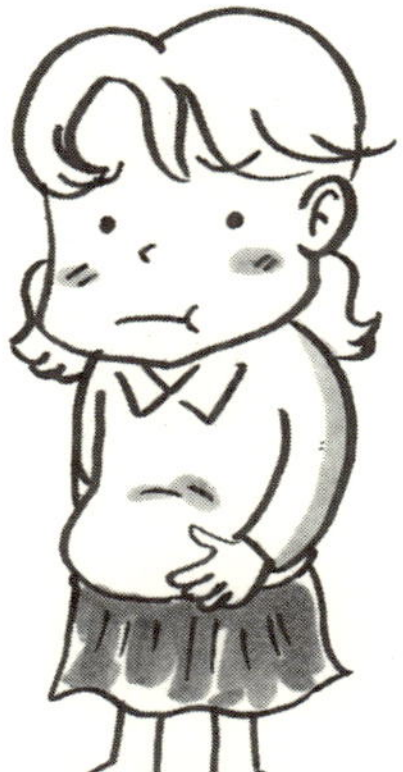

便秘チェックテスト

1～12に該当するものにチェック（☑）して、あなたの便秘のタイプを調べましょう。まずはそこから始まります。

- □1 刺激や辛味の強いものをよく食べる
- □2 悩みごとが多く、イライラしがち
- □3 お腹が張って食欲がない
- □4 げっぷがよく出る
- □5 水を飲んでものどの渇きが取れない
- □6 運動不足
- □7 便が乾いて排泄しにくい
- □8 心臓の動悸がはげしい
- □9 めまい・息切れがする
- □10 手足が冷え、尿の量が多い
- □11 お腹に冷痛感がある
- □12 寒がりで、熱いものを好む

あなたはどのタイプの便秘？

1～3にあてはまると「旺盛型」
このタイプは、胃や腸に消化不良のものがたまり、気分的に鬱積した状態になりがち。体内水分も減少気味で便秘になります。

4～6にあてはまると「ストレス型」
精神的な悩みやいろいろな物事の解決に追われ、ストレスから胃腸の働きが弱まり、便秘になっているタイプです。

7～9にあてはまると「頑固型」
肥満が大きな原因となっていることが多く、動くこともおっくうなので、腸の働きも悪くなり、便秘になっています。

10～12にあてはまると「冷え症型」
血液循環が悪いために冷え症で、内臓機能の活動もにぶりがち。このタイプは体内に老廃物が累積して便秘になります。

次頁からのタイプに合わせた薬膳がゆで便秘改善！

※複数のタイプを合併している人は、それぞれのタイプのおかゆを日によってつくってみてください

旺盛型には

『コーンともやしのおかゆ』

コーンともやしで執拗な便秘の解消を！

胃や腸にたまった消化不良の物質を、胃の働きを鍛え、食物繊維で腸の働きも整えることで排出させます。そのためには、コーンともやしが最適。コーンは胃の働きを鍛え、利尿促進、神経の安定、呼吸器官を強化します。もやしはビタミンCや食物繊維が豊富で、動脈硬化や生活習慣病の予防にも役立つ食品。消化酵素のアミラーゼは胃腸の機能を整え、食欲不振を解消します。最後にちらす青じそは体の冷えを取り、消化を促進、芳香作用が気の巡りも向上させます。頑固な便秘に向くおかゆです。

材料：1食分

米	40g
水	500cc
コーン	30g
もやし	30g
青じそ	1枚
サラダ油	小匙 1/2
塩	適量

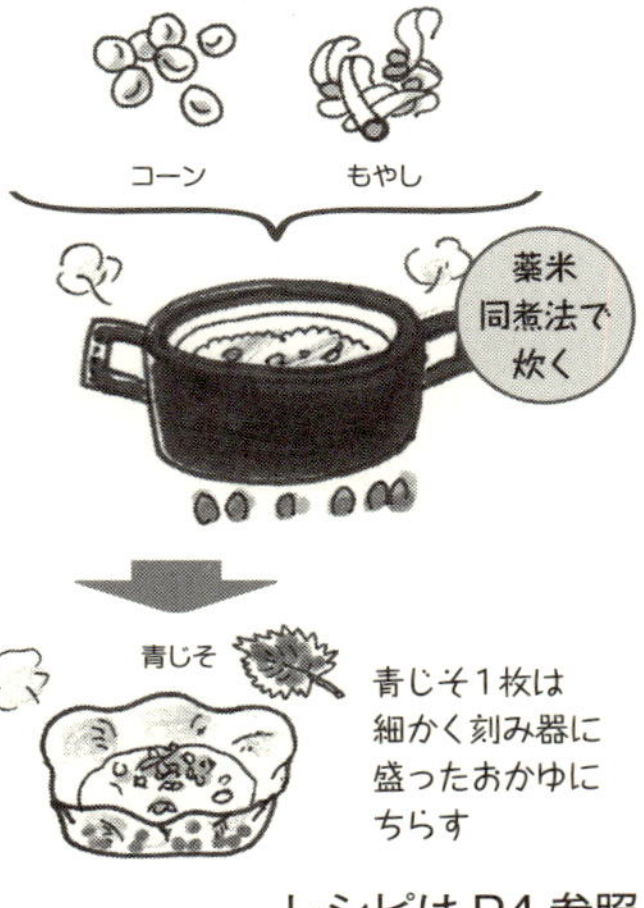

コーン
もやし
薬米同煮法で炊く
青じそ
青じそ１枚は細かく刻み器に盛ったおかゆにちらす

組み合わせたいおすすめ献立

● ピータンとわけぎの酢みそ和え

レシピはP4参照

ストレス型には

『えんどう豆と筍のおかゆ』

えんどう豆と筍・柚子の皮で気分を変える！

　えんどう豆と筍を組み合わせることで、体内毒素の排出を促進し、胸中の不快感を除去、便秘の解消、小便の出もよくなり、せきも治まります。蕁麻疹《じんましん》やアレルギー性の発疹の予防にもなります。また、えんどう豆は気力を増し、消化機能を整え、体内の老廃物を除去。解毒の効果もあります。また、筍には食欲不振の解消、湿疹の原因等の毒素を除去、痰を溶かす働きもあります。柚子の皮は胃腸を丈夫にし、消化不良を解消、食欲増進、酒の悪酔いも防止します。ストレスをためないおかゆです。

材料：1食分

米	40g
水	500cc
えんどう豆	20g
ゆで筍	20g
柚子の皮	少々
サラダ油、塩	適量

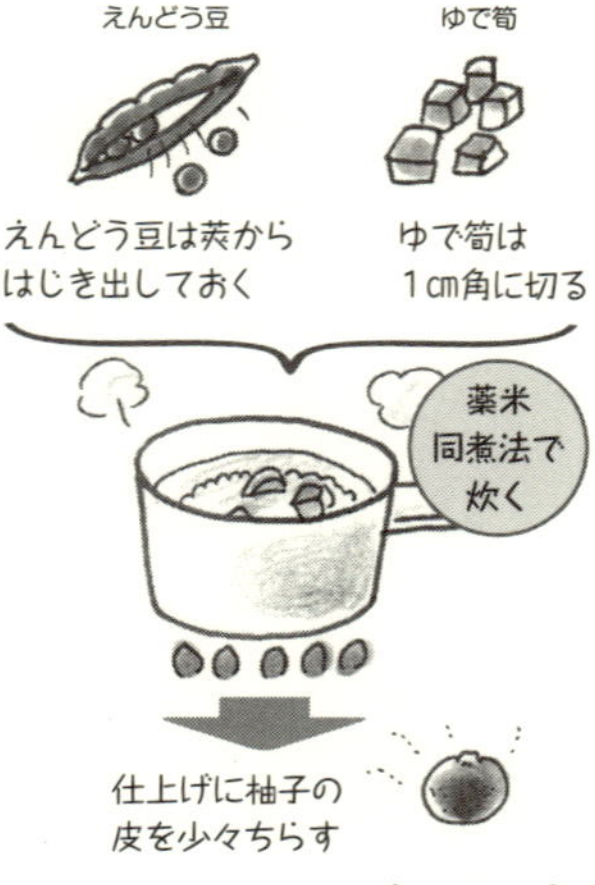
えんどう豆
ゆで筍
えんどう豆は莢からはじき出しておく
ゆで筍は1㎝角に切る
薬米同煮法で炊く
仕上げに柚子の皮を少々ちらす

組み合わせたいおすすめ献立

●豚の胃とニラの炒め

レシピは P4 参照

頑固型には

『伍仁《ごにん》がゆ』

五つの「仁」で頑固な便秘を解消しよう！

伍仁がゆは、五種類の仁を用いた中国古来から伝わる薬膳がゆです。「仁」というのは果実の種を割ると、その中にある白い塊を指します。成長の根源になるため、その効力は非常に強く、黒ゴマは五臓（特に肝と腎）を潤し、腸も潤して便通をよくし、血行を促進。ピーナッツは消化促進、痰を取り、肺を潤し、血液の精度を高め、便通も良好に。松の実は肺の活動を潤し、渇きを抑え、消化を促進。クルミは腎機能を温め、肺を鍛えて喘息を抑える。腸を潤して通便向上。杏仁は肺の活動を潤し、咳止め、喘息を和らげ、頑固な便秘を解消します。

材料：1食分

米	40g
水	500cc
黒ゴマ	3g
ピーナッツ	10g
松の実	8g
杏仁	8g
クルミ	10g
サラダ油、塩	適量

組み合わせたい おすすめ献立

●牡蠣と木耳のとろろ和え

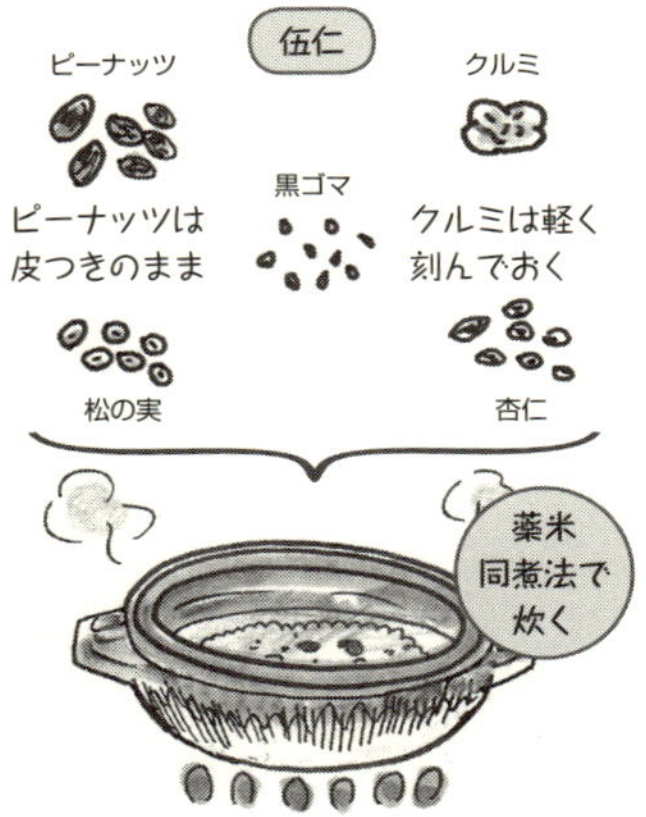

伍仁
ピーナッツ
クルミ
黒ゴマ
ピーナッツは皮つきのまま
クルミは軽く刻んでおく
松の実
杏仁
薬米同煮法で炊く

レシピは P5 参照

冷え症型には

『クルミと黒ゴマ、マトンのおかゆ』

体を温める食材で、冷えから来る便秘を追放！

クルミや黒ゴマ、マトンで体を温めることで、消化機能を促進し、腸の働きをよくします。クルミは「腎」を活性化して体内に陽の気を巡らせ、肺を丈夫にして喘息を抑えます。腸を潤して便通もよくします。黒ゴマは五臓（特に肝と腎）を潤し、腸も潤して便通をよくし、血行を促進します。マトン（成長した羊の肉）は体温を上げ、消化機能を促進させる大切なもの。中国でも北国（チベットや東北地方・蒙古）のほうではマトンをよく食べますが、寒い土地柄では体が温まる食物を自然に求める結果です。冷え症には最適のおかゆです。

材料：1食分

米	40g
水	500cc
マトン	50g
クルミ	20g
黒ゴマ	2g
サラダ油、塩	適量

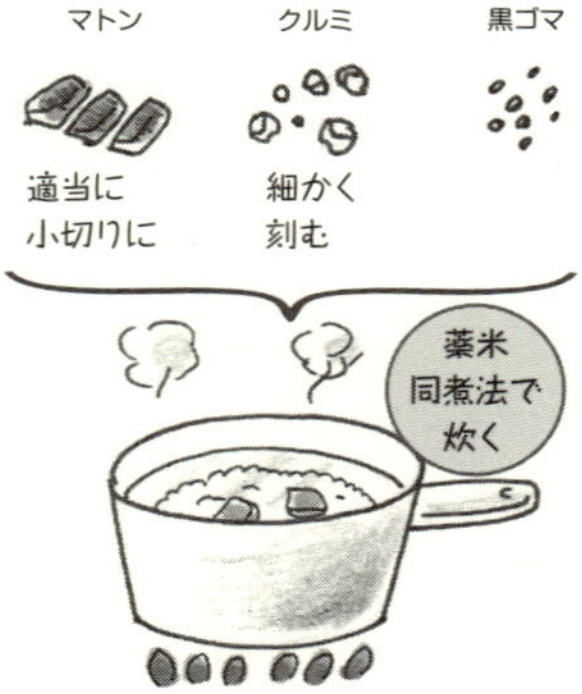

マトン
クルミ
黒ゴマ
適当に
小切りに
細かく
刻む
薬米
同煮法で
炊く

**組み合わせたい
おすすめ献立**

●エビとニラのチヂミ

レシピは P5 参照

■便秘対策の注意点

食欲があるのは元気な印でもありますが、胃腸の働きがその食欲に追いつかないと、消化不良の物資が滞留し、便秘のもとになります。水分補給の調整を心がけるべきです。また、ストレス性で便秘を招いている人は、まず食事環境を一新させ、心を豊かにする雰囲気の中で食事を。食事の内容もリラックスできる効果のあるものをいただきましょう。特に、唐辛子を利かせた激辛の料理などは避けるべきです。これを中医学の理論では「腸が渇く」といい、胃腸の粘膜を弱めて吸収力も排泄力も奪います。頑固な便秘で悩む人はまず運動を心がけ、車の使用を極力控え、とにかく歩きましょう。また、骨盤底筋がかたくなっている人は直腸に便がたまる一方です。この底筋を動かす努力を重ねることが重要。また、身体の冷えで血液循環が悪くて便秘になる人は、当然のことながら臓腑の活動にも影響しています。心底から温まる食事をとることですが、乾燥させた生姜、クローブ、シナモン、茴香《ういきょう》などはこの体質の方に適したスパイスです。

3冷え症で困っている人は…

体を温め、血行をよくする食材でおかゆを

冷え症の人に限って冷たい食べ物やスイーツ類を好み、さらに、トマト、キュウリ、レタスなど、体を冷やす夏野菜を冬に食べて、より体を冷やしている傾向があります。まずは、この体を冷やす食材を我慢すること。それが自分の健康を守る第一歩です。

また、冷え症を改善するには、まず温かい血液を全身のすみずみまで巡らせること。冷え症の人は血行が悪く、体中にきちんと「熱」が運搬されていません。そこで不可欠なのが運動と食生活の見直しで、おかゆで偏った食生活を無理なく修正するのがいちばんよい方法です。

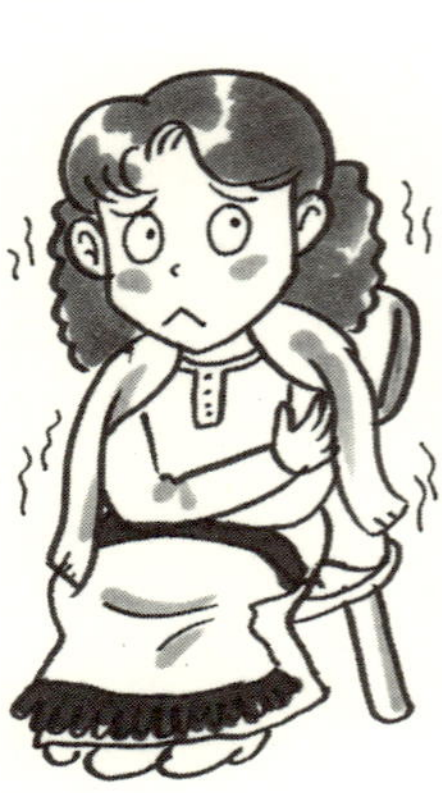

冷え症チェックテスト

1〜12に該当するものにチェック（☑）して、あなたの冷え症のタイプを調べましょう。まずはそこから始まります。

- □1 顔色が青白く、唇の色も薄い
- □2 目がかすみ、めまいもする
- □3 動悸、息切れがする
- □4 無力感になることが多い
- □5 手足がだるく、しびれる
- □6 手足や腰が冷えて痛む
- □7 生理不順あるいは無月経
- □8 皮膚があれ、あかぎれができる
- □9 胸や脇腹につかえた感じがある
- □10 腰下が特に冷え、だるい痛みがある
- □11 便が泥状になる
- □12 尿意頻繁で、量も多く透明

あなたはどのタイプの冷え症？

1〜3にあてはまると「無力型」
血液循環が悪く、心臓や肝臓の機能がにぶり、寒さに弱い体質になっています。気力も乏しく、積極性に欠けます。

4〜6にあてはまると「貧血型」
血液の質が低下していて、冷え症になっているタイプです。風邪を引きやすく、汚れた血液がたまり、局部的な痛みも出てきます。

7〜9にあてはまると「頑固渋滞型」
体内の水分が不足していて、血液がドロドロになり、体温を維持する血液が渋滞気味で、冷え症を招いています。

10〜12にあてはまると「冷感多尿型」
腎機能に問題が生じて尿の量が多くなり過ぎ、下半身が冷えているタイプです。

次頁からのタイプに合わせた薬膳がゆで冷え症改善！

※複数のタイプを合併している人は、それぞれのタイプのおかゆを日によってつくってみてください

無力型には

『鶏肉と南瓜《かぼちゃ》のおかゆ』

気力を高める食材で、血の巡りを改善！

栄養と酵素を含んだ温かい血液を全身に巡らせているのが、生命エネルギーである「気」。無力型はこの「気」が不足していて血の巡りが悪いために冷えているので、まず気力をアップすることが重要です。特に鶏肉は、胃腸を温めて気力を益し、髄をつくり出し、精力を補う働きがあります。南瓜は夏に収穫する作物ですが、消化器系の臓腑を温める力があります。チンゲン菜は胃腸の活動を活発にし、気持ちの苛立ちを抑え、精神安定に役立つおかゆになります。

材料：1食分

米	40g
水	500cc
鶏肉	30g
南瓜	40g
チンゲン菜	2わ
サラダ油、塩	適量

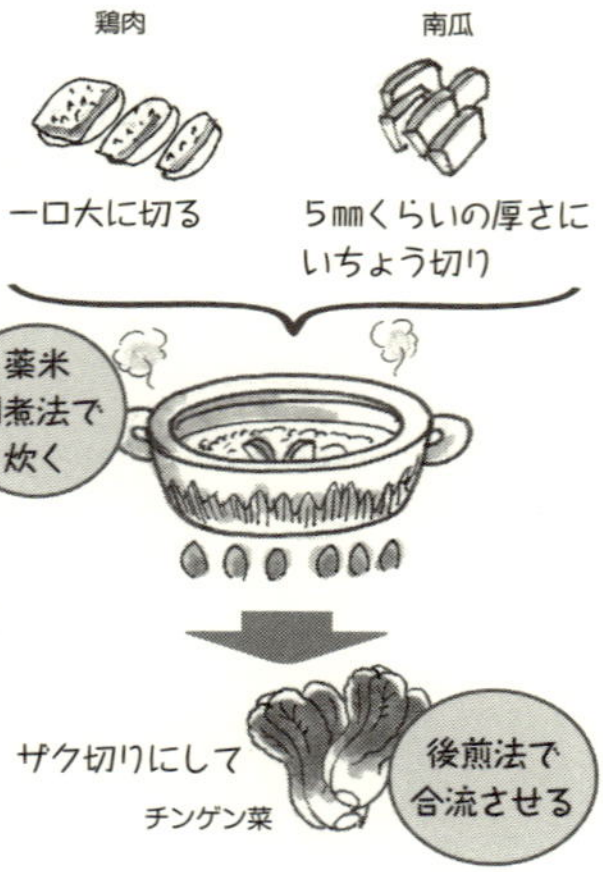

鶏肉
南瓜
一口大に切る
5㎜くらいの厚さに
いちょう切り
薬米
同煮法で
炊く
ザク切りにして
チンゲン菜
後煎法で
合流させる

組み合わせたい
おすすめ献立

●インゲンとささげの
ナツメグ煮

レシピは P6 参照

貧血型には

『鰻《うなぎ》のリゾット』

鰻とニンニクの茎で精力をみなぎらせよう！

血液の質が低下し、量も少ないため、栄養が上手く全身に回らず冷え症になっているので、血液を増やし、血液の成分を充実させることが重要です。鰻は強い精力がつき、気力増強、血液補強、筋骨の強化といった作用があり、冷え症の人の疲労回復にもなります。

ニンニクの茎は体を冷やして、内臓を傷める“湿”を取り除きます。生姜は体表を開いて発汗を促進、痰を取り除き、解毒の効果も果たします。鶏卵もまた全身に力を与え、体内水分を潤し、血液の循環を促進するおかゆになります。

材料：1食分

米	40g
水	450cc
ブイヨンキューブ	1個
鰻蒲焼き	40g
ニンニクの茎	2本
生姜	3g
卵	1個
サラダ油	大匙1
塩、コショウ	適量

組み合わせたい おすすめ献立

●豚レバーのピーナッツ衣揚げ

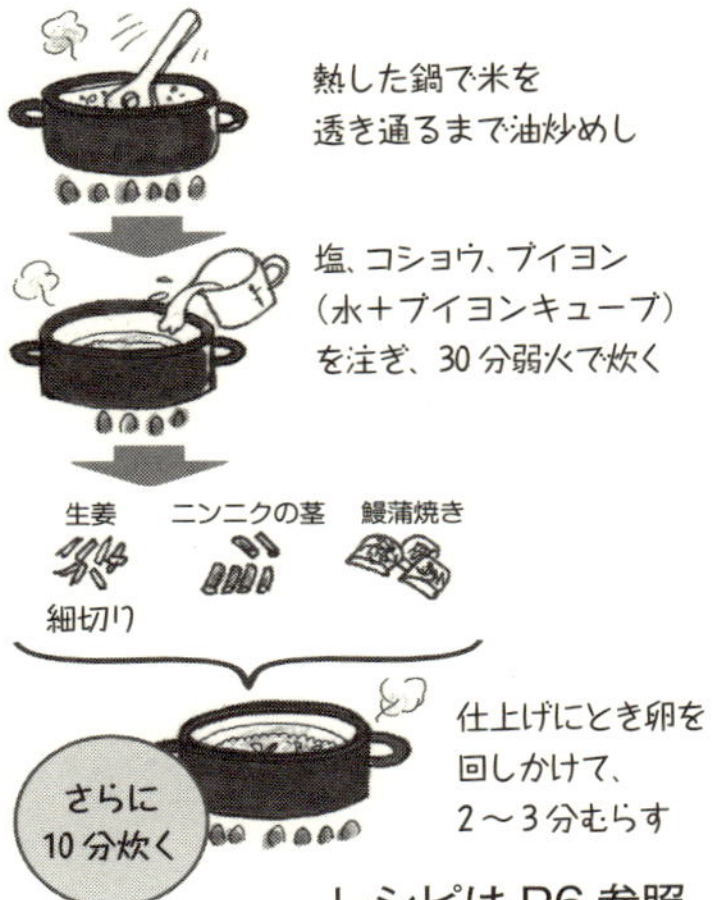

熱した鍋で米を
透き通るまで油炒めし
塩、コショウ、ブイヨン
（水＋ブイヨンキューブ）
を注ぎ、30分弱火で炊く
生姜
ニンニクの茎
鰻蒲焼き
細切り
さらに
10分炊く
仕上げにとき卵を
回しかけて、
2〜3分むらす

レシピは P6 参照

頑固渋滞型には

『牛肉と玉葱《たまねぎ》、オレンジピール入りおかゆ』

心も体も血液までも温かく！

体内の水分が停滞して、循環不足（代謝不足）気味の頑固渋滞型冷え症の背後には、肺など呼吸器系の問題が隠れています。そこで、牛肉で気力および血液の力を増して、体内にたまった汚れた水液を取り除きます。玉葱は、汚れた水液の塊である痰を溶かします。チンゲン菜は胃腸の活動を活発にし、精神を安定させて「気・血・水」すべての巡りを促し、さらにオレンジピールが体を温めます。生オレンジでも代用できますが、乾燥品のほうが効力は高いです。ユニークで効果のあるおかゆです。

材料：1食分

米……………………………40g
水…………………………500cc
牛肉…………………………40g
玉葱…………………………20g
チンゲン菜……………………1わ
オレンジピール………………25g
サラダ油、塩…………　適量

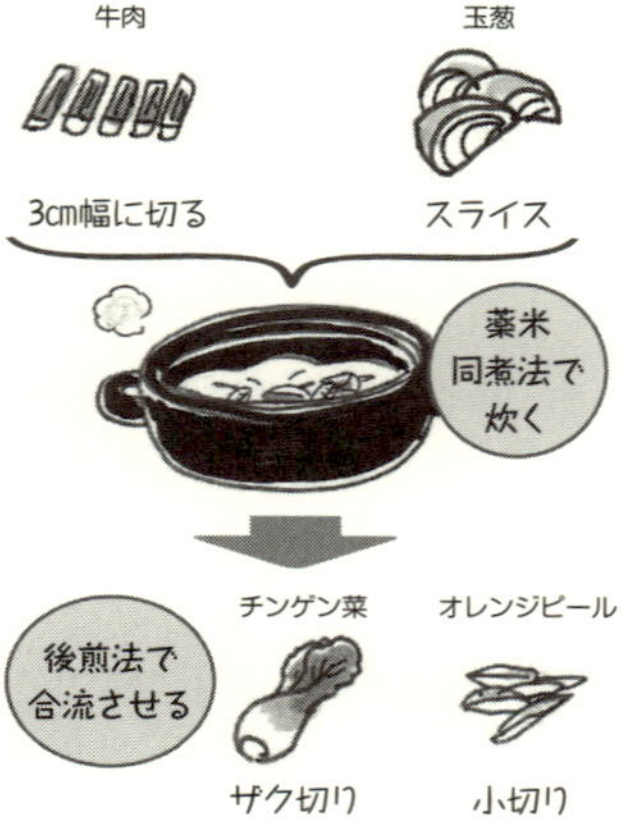

牛肉
玉葱
3cm幅に切る
スライス
薬米同煮法で炊く
チンゲン菜
オレンジピール
後煎法で合流させる
ザク切り
小切り

組み合わせたいおすすめ献立

●小松菜の茴香煮びたし

レシピは P7 参照

冷感多尿型には

『ラムと生姜のおかゆ』

ラム･生姜･さつま芋が頻尿を抑えて、冷えを改善！

冷感多尿型には、腎臓の体内水分調整の機能を回復させ、体温調節機能の力を取り戻させます。そのための食材として、ラムや生姜、さつま芋が最適です。ラムは肉質がやわらかで、クセも少ないのが特徴。体温を上げ、消化機能を促進させ、冷えて弱り気味の体の回復を果たします。また、さつま芋は胃腸を丈夫にし、消化促進、エネルギー源を培い、利尿作用で水分調整を行ないます。生姜は体を温め、冷えによる下痢などにも効果を発揮するおかゆになります。

材料：1食分

米	40g
水	500cc
ラム（薄切り）	40 g
さつま芋	50 g
葱	5cm
生姜	3 g
サラダ油、塩	適量

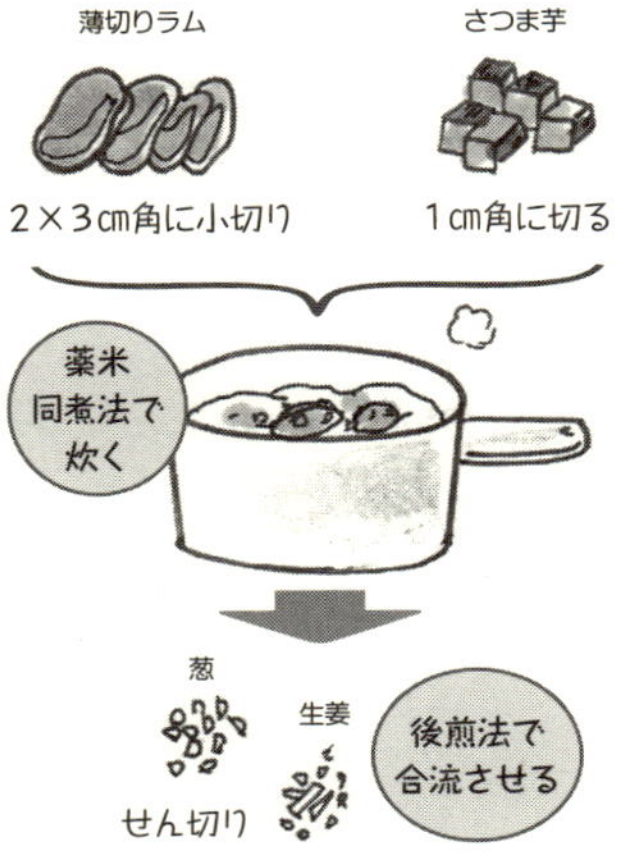

薄切りラム
2×3㎝角に小切り
さつま芋
1㎝角に切る
薬米同煮法で炊く
葱
せん切り
生姜
後煎法で合流させる

組み合わせたいおすすめ献立

- ●エビとクルミの唐辛子炒め
- ●よもぎだんご

レシピはP7参照

■冷え症対策の注意点

寒さに弱い体質の方は、まず心臓や肝臓の働きを高める食事をとりましょう。これはいうまでもなく血液循環を円滑にする原動力です。寒がりで貧血気味の方は血液の質を高め、血液循環を円滑にする食べ物が必要です。それには紅花やウコンなどを料理の味を壊さない程度にプラスしてみたり、牛や鶏のレバーを食べたり、ほうれん草や金針菜《きんしんさい》を一緒に調理するおかゆのテクニックなども大切です。

すぐせきが出る、痰がよく出るといった方には、体内に累積する痰を溶かす働きのある大根、豆乳、湯葉などが効果的ですから、これらをおかゆにしていただくと効果が歴然とします。

冷えてよくトイレに駆け込む回数が多い方は腎機能がにぶり始めているので、腎機能アップを図る黒米、黒豆、カシューナッツ、棗など腎の固摂機能（引き締める作用）を鍛えるおかゆをとりましょう。

4 近頃すぐ疲れるようになった人は…

疲れが取れなくて困っている方の対応策は

「あーっ疲れた」バタンキューなんてことは誰だってあるでしょう。しかし疲労回復は早く済ませるに越したことはありません。疲れが積もり積もったあげくに「病気ゾーン」への突入まっしぐらでは困ります。疲れた体をやさしくほぐしてくれるのがおかゆです。胃にもたれず消化も早い、だからこそ回復への道のりも早いのです。そもそも疲労とは自己の体力や精神力の限界をオーバーしたことによるものです。しかし、その原因は、生まれつき疲れやすい、何かのきっかけから疲れやすくなるクセがついてしまった、食生活の不備から招いた体力の低下など、多岐にわたります。いずれにしても、まず食事の内容に偏りがないこと、食べたものをきっちりと消化していることが解決の条件。その第一歩がおかゆです。

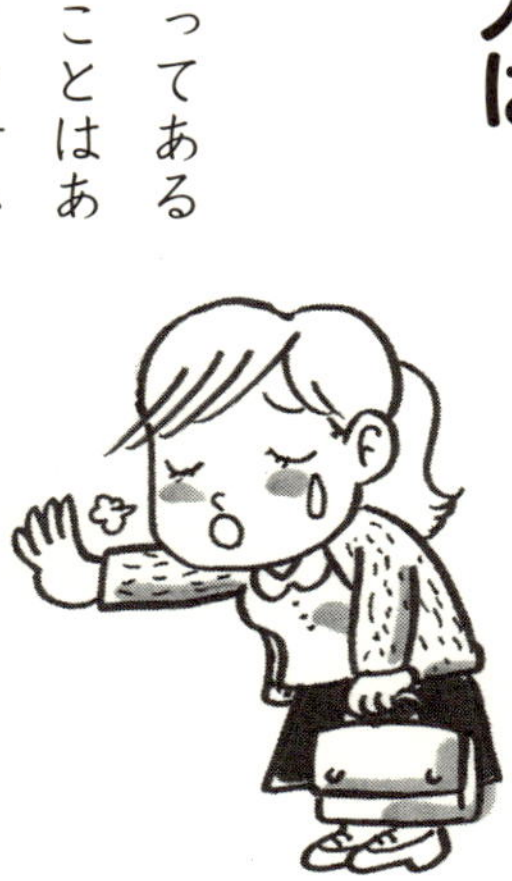

疲労チェックテスト

1～12に該当するものにチェック（☑）して、あなたの疲労のタイプを調べましょう。まずはそこから始まります。

□1 貧血気味
□2 眠りが浅く、夢ばかり見る
□3 忘れっぽい
□4 胃腸が弱く、消化吸収が悪い
□5 よく下痢をする
□6 食欲がない
□7 慢性胃炎
□8 神経が苛立つ
□9 お腹が張る
□10 疲れやすい
□11 全身に倦怠感がある
□12 根気がない

あなたはどのタイプの疲労？

1～3にあてはまると「気力低下型」
栄養不足が原因ですぐに疲れやすくなり、血液も足りず気力がどんどん低下するタイプ。

4～6にあてはまると「胃腸虚弱型」
胃腸の機能が先天的に弱いタイプ。そもそも、栄養の消化吸収力が不足しているため、疲れやすい。

7～9にあてはまると「疲労倦怠型」
日頃の疲れが胃に負担をかけ、栄養の消化吸収の力までにぶっているタイプ。汚れた体液や老廃物がたまり、身体疲労に。

10～12にあてはまると「精気不足型」
虚弱体質がベースにあり、気力体力ともに人並みに活動できないタイプ。無理な活動で内臓を弱めてしまい、すぐ疲れてしまう。

☞ 次頁からのタイプに合わせた薬膳がゆで疲労回復！

※複数のタイプを合併している人は、それぞれのタイプのおかゆを日によってつくってみてください

気力低下型には

『棗《なつめ》と木耳《きくらげ》のおかゆ』

棗と木耳・鶏砂肝で気力と消化力アップ！

　気力低下型には、気力を上げ、消化力を正すことが重要です。そのためには、棗で、消化機能を促進し、気力を益し、精神安定を。また、体内水分の補給にも効果があります。鶏内金《けいないきん》は鶏の砂肝です。肝とはいえ実際は胃袋で、消化機能を促進、精力を高め体液の漏れを防ぎます。木耳は臓腑の活動を円滑にし、精力増強、血液の浄化、腸の活動も改善します。春菊は消化機能を増強し、気力アップを果たします。疲労回復にぜひおすすめのおかゆです。

材料：1食分

米	40g
水	500cc
棗	2個
木耳	8g
鶏内金	5g
（生の砂肝なら	20g）
春菊	1株
サラダ油、塩	適量

組み合わせたい おすすめ献立

- ツナとほうれん草のクコソース
- ヨーグルトサラダ

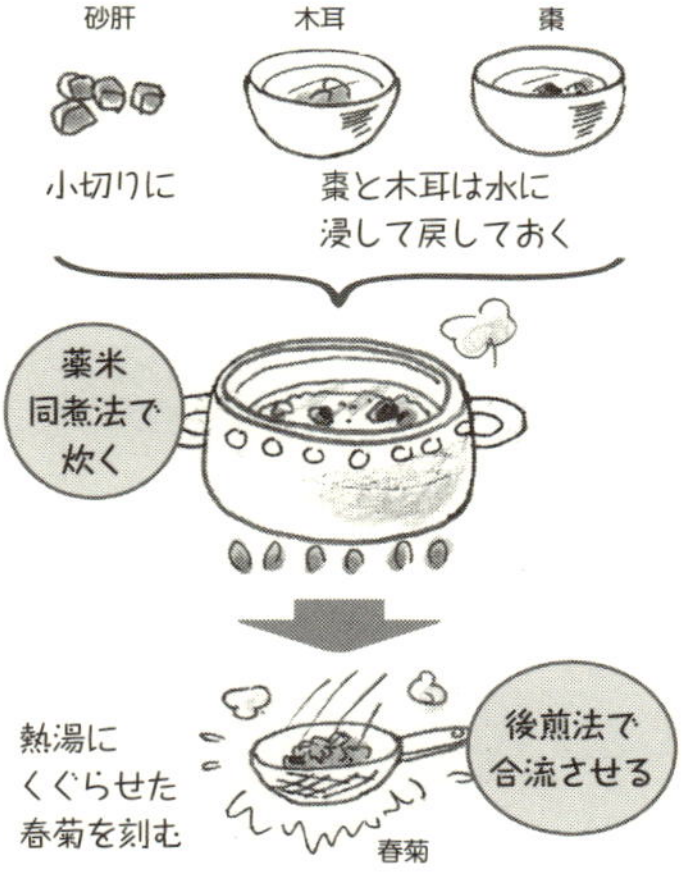
砂肝
木耳
棗
小切りに
棗と木耳は水に
浸して戻しておく
薬米同煮法で炊く
熱湯にくぐらせた春菊を刻む
春菊
後煎法で合流させる

レシピは P7 参照

胃腸虚弱型には

『山芋《やまいも》とハト麦のおかゆ』

山芋とハト麦の組み合わせで消化力の強化を！

胃腸虚弱型の人が疲れやすい原因は、胃腸の疲れとともに消化不良による老廃物が体内にたまり、「気・血・水」すべての巡りを妨げてしまうため。そこで山芋やハト麦で胃腸の機能を高め、消化を促進します。山芋は皮を剥かずに食べることで、より高い薬効が。うずら卵は五臓に活力を与え、消化器官を活発にします。筋骨を鍛える働きが鶏卵の７倍も強いとされています。ハト麦は消化力を増強、腫れやむくみを取り、排泄機能を整えて、体を健康状態に戻します。胃を丈夫にするおかゆです。

材料：1食分

米	40g
水	500cc
山芋	40g
薏苡仁（ハト麦）	15g
うずら卵	2個
大根の葉	適量
サラダ油、塩	適量

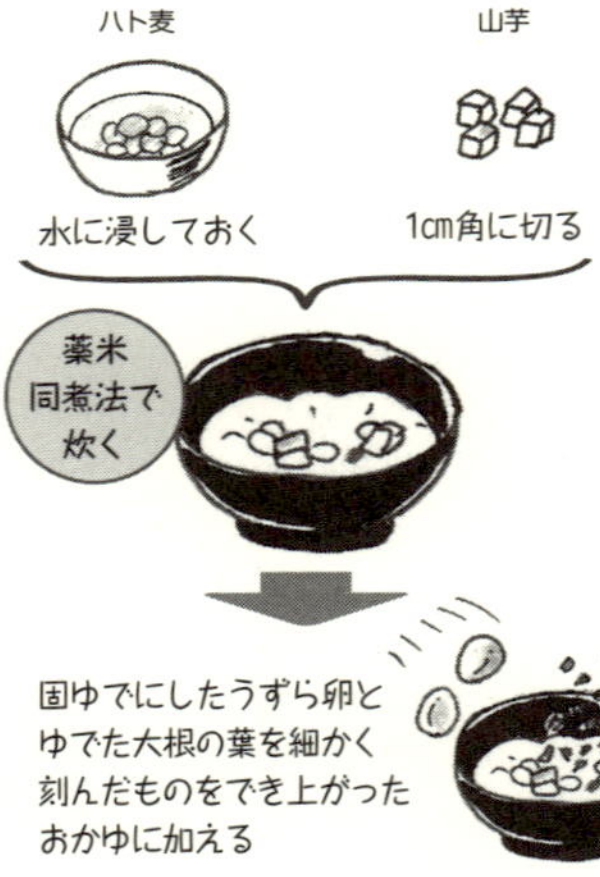

ハト麦
山芋
水に浸しておく
1cm角に切る
薬米同煮法で炊く
固ゆでにしたうずら卵とゆでた大根の葉を細かく刻んだものをでき上がったおかゆに加える

レシピは P8 参照

組み合わせたいおすすめ献立

●ピーナッツのゴマ炒り

疲労倦怠型には

『松の実とクコのおかゆ』

松の実とクコで血行促進！

　二種の種実を合わせることで血行を促進し、栄養成分をすみずみまで運ぶ「気」の力をアップします。

　松の実は不飽和脂肪酸を多く含み、カリウムやマグネシウム、鉄、亜鉛、銅などのミネラル類やビタミン類をバランスよくたっぷり含み、食物繊維も豊富な健康食品です。効能は肺の活動を潤し、渇きを抑え、消化促進、便通も良好になります。

　クコは肝臓や腎臓の働きを助け、疲れやだるさを取り、疲れ目、視力回復、呼吸器官の改善にもなります。木の実に含まれる効能の高いおかゆです。

材料：1食分

米	40g
水	500cc
松の実	10g
長葱	8ｇ
クコ	4ｇ
サラダ油、塩	適量

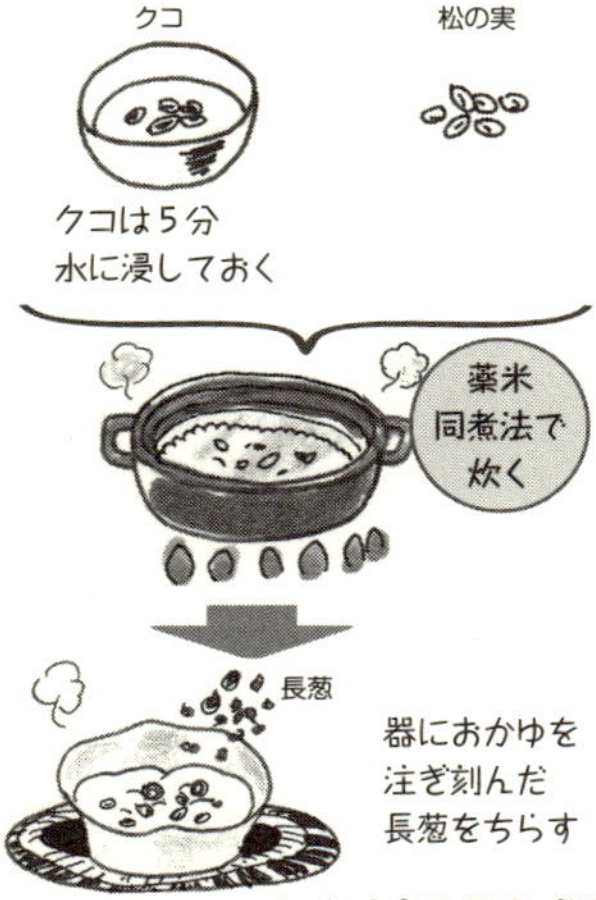

クコ
松の実
クコは５分
水に浸しておく
薬米
同煮法で
炊く
長葱
器におかゆを
注ぎ刻んだ
長葱をちらす

レシピは P8 参照

**組み合わせたい
おすすめ献立**

●ニジマスの
カレームニエル

精気不足型には

『鶏肉と栗のおかゆ』

鶏肉と栗で脳を活性化し、機敏な活動力を得る！

鶏肉は胃腸を温めて消化を促し、気力を益し、髄をつくり精力を補います。栗は胃腸を守り、消化吸収力をアップ、健脳（脳の活性化）にも効果的です。エシャロットはユリ科の一年草で、気の巡りをよくし、寒けをちらし、消化の促進を果たします。エシャロットの代わりには、ノビルなどが適しており、おかゆの効能がアップします。鶏肉で心身を養い、さらに栗やエシャロットで気力を高め、疲れにくい体をつくるおかゆです。

材料：1食分

米	40g
水	500cc
鶏肉	40g
栗	2個
エシャロット	2本
サラダ油、塩	適量

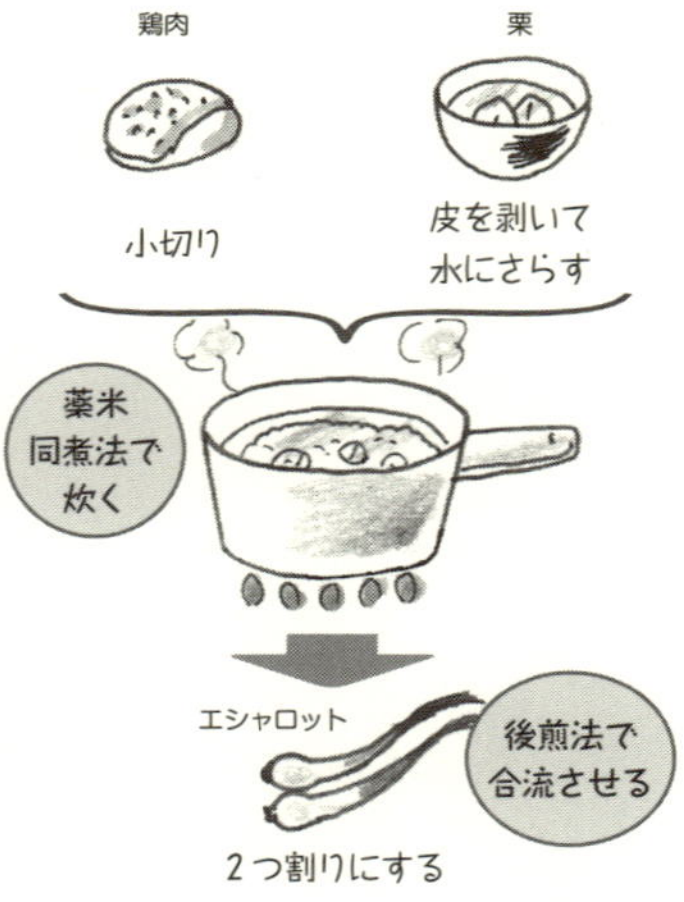

鶏肉
栗
小切り
皮を剥いて
水にさらす
薬米
同煮法で
炊く
エシャロット
後煎法で
合流させる
2つ割りにする

組み合わせたい おすすめ献立

● しらす干しとイカの明太子和え

レシピはP8参照

疲労対策の注意点

現代人の疲労回復法の大きな誤りは、「疲れているからスタミナ食だ」とすぐに考えてしまうこと。疲れて胃腸も弱っているときに、そのようなスタミナ食を食べればかえって体に負担をかけ、疲労回復が遅くなるだけ。また、疲れて気力も落ちているときは、まず気力を高める食べ物をとることが先で、そうしなければ何を食べてもおいしいと感じられず、そんな食事には心身を養う力もありません。

疲労回復に必要な栄養素は、ビタミンA・B_1・C（クエン酸）などですが、薬膳では、薬用人参、棗などをプラスしたおかゆで気力・体力を回復させます。また胃腸が虚弱な人には、しそや春菊、白菜を加えたり、アロエ、松の実、蓮の実なども効果的です。

さらに、疲労困憊《こんぱい》の人の体内には、使い古されて汚れた体内の水分が上手く排泄されずにたまって、むくみや痛みのもとになっているので、まず、この水分を出す食材を選びます。

5 お腹がすいていても、食べたくない人は…

まったく食事をとりたくない状態って、どうなるの?

朝は何も食べないでそのまま出勤、昼食時間になっても何も欲しくない、夜になって仕方なくワインと簡単なオツマミで済ませる。これは冗談ではなく、実際にオフィスで活躍している人たちの中に結構いるようです。

このような食欲不振の背後には、精神的なストレスが強く働いている場合がほとんど。そんな状態の人に、栄養価がどうだとか、これがよいといったアドバイスは後回し。とにかく食べてみたい感動を与える食事をつくることが先決です。それには薬膳がゆがもっとも手近で早い解決法です。

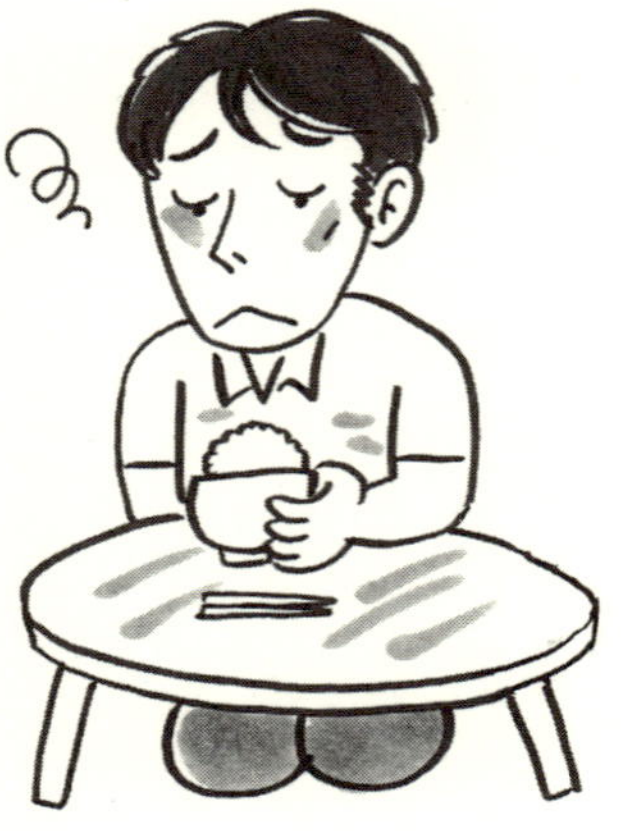

食欲不振チェックテスト

1〜10に該当するものにチェック（☑）して、あなたの食欲不振のタイプを調べてみましょう。まずはそこから始まります。

- □1 心理的に不安定、心配性
- □2 すぐに動悸が起こる
- □3 力が入らない、やる気が出ない
- □4 胸がむかむかすることが多い
- □5 胸がいつもつかえた感じ
- □6 頭がふらつく
- □7 物忘れする
- □8 イライラしがち
- □9 お腹がときどきチクチク痛む
- □10 お腹に膨満感がある

あなたはどのタイプの不食不振？

1〜7にあてはまると
「神経過敏性・消化力虚弱型」
精神的に過敏なタイプ。気力体力ともに衰え気味で、消化力も弱く食欲不振に。血の巡りも悪いために、体のすみずみまできちんと酸素や栄養が届かず、ほかのさまざまな症状も合併しがち。

8〜10にあてはまると
「ストレス性・胃もたれ型」
ストレスで胃の働きが低下し、食欲が出ないタイプ。こんなときは汚れた体内水液などが腹中に滞留、気分が優れず痛みを伴うこともある。

次頁からのタイプに合わせた薬膳がゆで食欲不振を予防！

※複数のタイプを合併している人は、それぞれのタイプのおかゆを日によってつくってみてください

神経過敏性・消化力虚弱型には

『ニラと小豆《あずき》・小エビのおかゆ』

ニラと小豆・小エビが組めば消化の力を正常に！

神経過敏で血の巡りも悪くなっているため、体が冷えています。このような食欲不振には、まず体を温めて食欲を促します。ニラは体内臓器を温め、気の巡りをよくし、血液の凝縮をちらし、解毒の効果もあります。小豆は腹水を治め、下半身のむくみも取ります。小エビは皮を剥いて塩と片栗粉をまぶしてよくかき混ぜ、丁寧に水洗いをします。これを怠るとおかゆにエビ特有のにおいが混じります。エビは腎機能を温めて活発にし、食欲増進、精力増強にもつながります。

材料：1食分

米	40g
水	500cc
小豆	20g
小エビ	30g
ニラ	3本
サラダ油、塩	適量

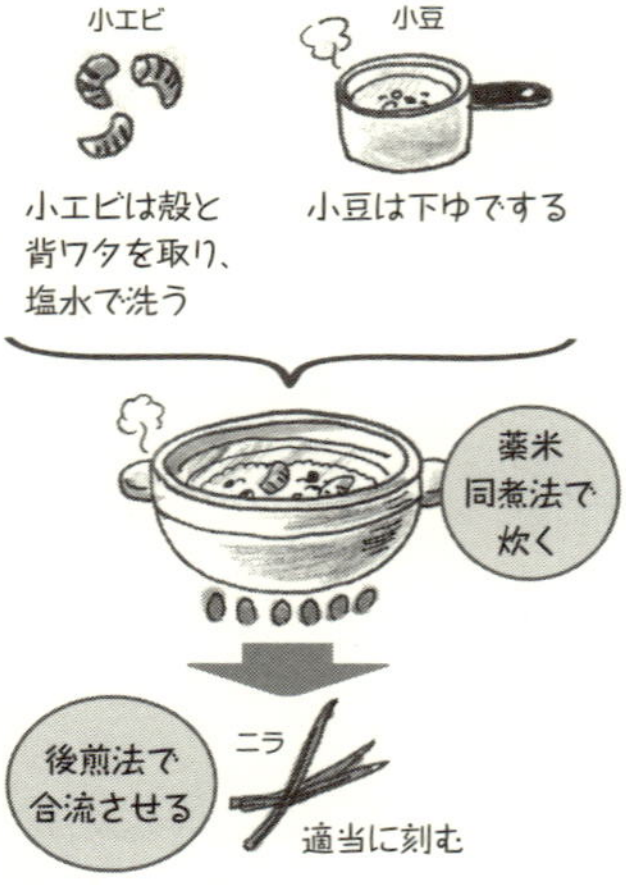

小エビ
小豆
小エビは殻と背ワタを取り、塩水で洗う
小豆は下ゆでする
薬米同煮法で炊く
後煎法で合流させる
ニラ
適当に刻む

組み合わせたいおすすめ献立

- キノコのオムレツ

レシピは P9 参照

ストレス性・胃もたれ型には

『里芋とセリのおかゆ』

里芋とセリで胃もたれ、むくみを解消！

　里芋には胃の消化を助け、むくみを取り、慢性便秘の解消や妊婦の情緒安定などの働きがあります。皮を剥くと手がかゆくなりがちですが、水洗いしたのちザルなどにあげて乾かしておくと、かゆみを伴わずにらくに皮が剥けます。手がかゆくなるのは、シュウ酸カルシウムの針状結晶が含まれているためです。酢で指先を濡らしておくと、かゆみが予防できます。

　セリは体内臓器の炎症等を冷まし、肝機能を平穏にし、利尿作用もあります。また、血尿や帯下《こしけ》の予防の役目も果たします。ストレス解消に向くおかゆです。

材料：1食分

米	40g
水	500cc
里芋	2個
セリ	1本
サラダ油、塩	適量

組み合わせたい おすすめ献立

●キンカンの甘煮

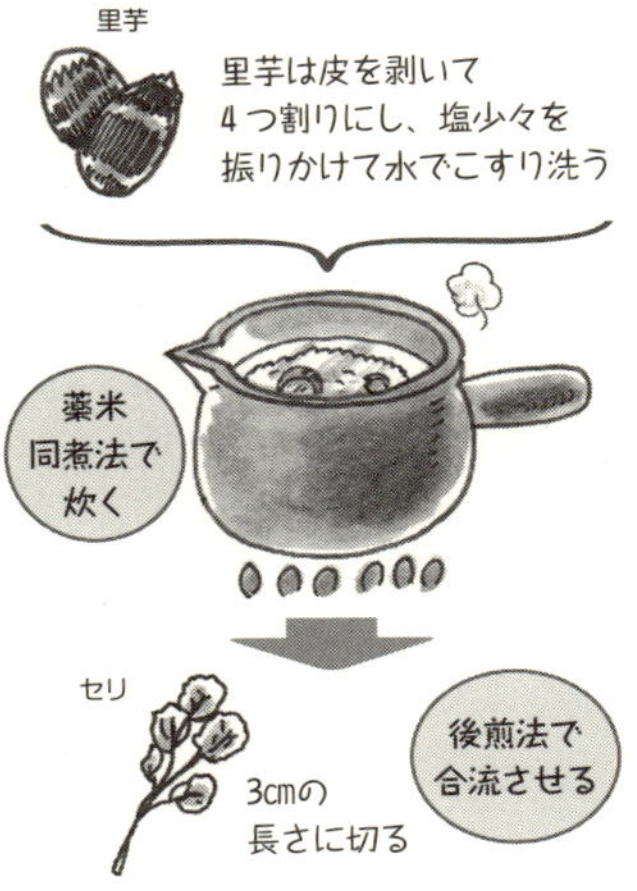

里芋
里芋は皮を剥いて
4つ割りにし、塩少々を
振りかけて水でこすり洗う
薬米
同煮法で
炊く
セリ
3cmの
長さに切る
後煎法で
合流させる

レシピはP9参照

■食欲不振対策の注意点

生真面目で心にゆとりがなく、精神的ダメージを受けやすい人は、食欲がまったくなくなるような事態にも陥りやすい傾向が。また、ストレスの影響がすぐに胃に出やすい人も、食べられなくなりがちです。

胃は、神経過敏な臓器で、くよくよ悩んだり、思いつめたりといったプレッシャーに弱く、前者は、食べたものが完全に消化せず、胃腸の中にその残留物が集積し、ずっと胃腸に負担をかけ続けて、虚弱体質の悪循環を招きます。

また、後者はさらに体内の水液の代謝も悪くなり、毒素をうみ出します。いちばんわかりやすいのは「痰」ができることです。体内でくすぶっている痰がやがて病の元となります。

6 心地よく眠れない人は…

神経がイラだつのはなぜ？

不眠の解消法はヒツジが一匹、ヒツジが二匹…。これも悪くはないでしょうが、やはり昼間働いている交感神経が夜の役割である副交感神経に上手くバトンタッチが果たせないときに起こる症状が不眠です。夜食を済ませ、いくらも時間が経過していないのに、明日は早く起きようと思って床に入っても、そう簡単に眠れるものではありません。胃の中に未消化物が滞留しているままでは、高ぶった神経も鎮まりようもなく、血の巡りも滞ります。このような未病状態に陥って不眠を招いている人には、次頁のようなタイプがあります。自分のタイプを見極めて、おかゆを選んでみましょう。

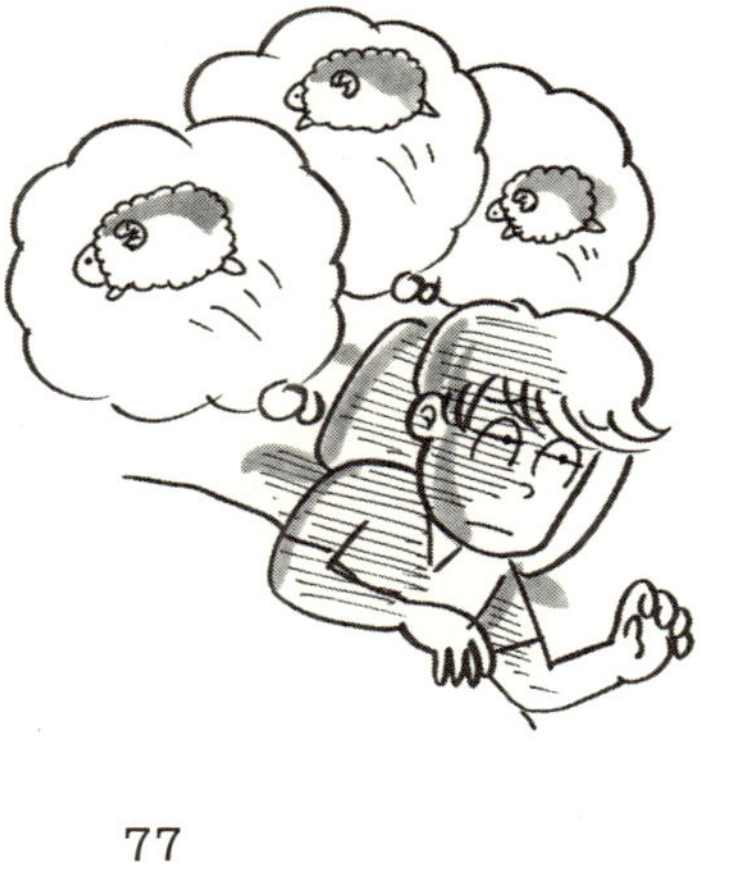

不眠チェックテスト

1～12に該当するものにチェック（☑）して、あなたの不眠のタイプを調べてみましょう。まずはそこから始まります。

- □1 精神的に疲れていて、眠れない
- □2 記憶力の減退、もの忘れが多い
- □3 貧血気味でめまいを起こしやすい
- □4 就寝中、夢を多く見る
- □5 寝汗をかく
- □6 腰やひざがだるい
- □7 手足がほてる
- □8 手足のしびれがある
- □9 イライラを抑えると神経が高ぶる
- □10 食が細い
- □11 胸や脇、下腹部に不快感がある
- □12 生理不順

あなたはどのタイプの不眠？

1～3にあてはまると「心血消耗型」
過労からくる神経の損耗による不眠のタイプ。こういう人は、気力が低下しているだけでなく、血液も汚れています。

4～6にあてはまると「滋養不足型」
神経の休まらない日が続き、栄養の代謝吸収力も落ち、血液も水液も不足気味に。こうなると夜になっても体温が下がらず眠れません。

7～9にあてはまると「我慢性型」
交感神経から副交感神経への切り替えが悪く、気分的に鬱積した状況に追い込まれ、不安感が芽生えて、眠れなくなります。

10～12にあてはまると「胃腸不安定型」
胃腸の活動に乱れが生じ、肝臓機能や血液循環にも問題が起きて不眠に。女性の方には生理にも支障が。

次頁からのタイプに合わせた薬膳がゆで不眠解消！

※複数のタイプを合併している人は、それぞれのタイプのおかゆを日によってつくってみてください

心血消耗型には

『蓮の実とクコ・百合根《ゆりね》のおかゆ』

蓮の実とクコ・百合根でぐっすり安眠！

神経をすり減らしながら働いて、疲れ切っている人に多く、血液の循環も悪いので、蓮の実やクコで神経の高ぶりを抑えながら、疲れを取り、血液の循環をよくすると、眠りにつきやすくなります。蓮の実は緑色の芯はつけたままゆでると、心臓の働きによい効果が得られます。百合根は肺を潤してせきを止め、神経の高ぶりを鎮め、動悸、息切れ、不眠などの予防ができます。さらにセリで体内臓器で起こる炎症等を冷まし、肝機能を平穏にすることで、内臓の働きを整えて眠りやすくします。心血を注ぐおかゆにしましょう。

材料：1食分

米	40g
水	500cc
蓮の実	4個
百合根	20g
クコ	4g
セリまたは三つ葉	少々
サラダ油、塩	適量

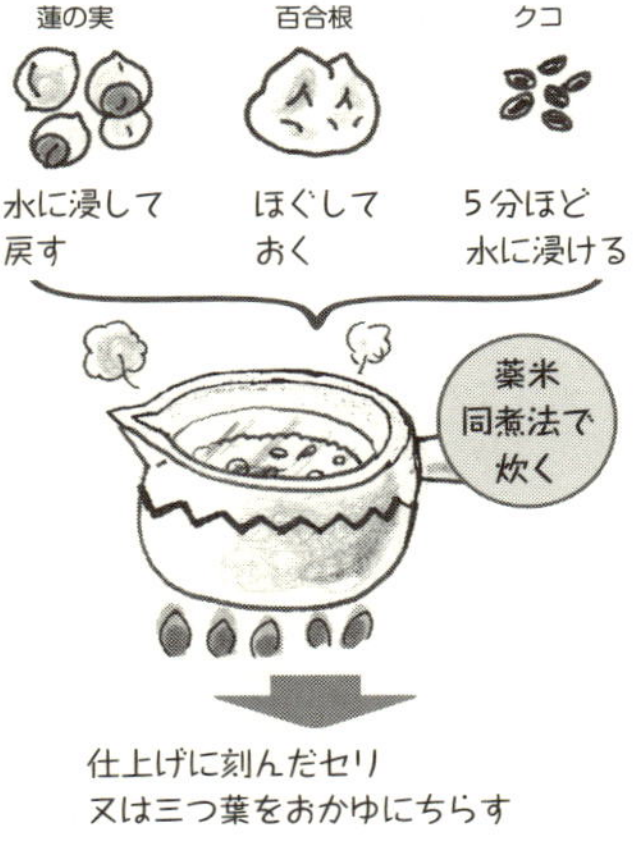

蓮の実
百合根
クコ
水に浸して戻す
ほぐしておく
5分ほど水に浸ける
薬米同煮法で炊く
仕上げに刻んだセリ又は三つ葉をおかゆにちらす

組み合わせたいおすすめ献立

●緑豆はるさめとカニの酢の物

レシピはP10参照

滋養不足型には

『スッポンとマッシュルームのおかゆ』

スッポンとマッシュルームは舞台の黒子《くろこ》！

　滋養不足は体内に必要な「気・血・水」が不足して、バランスが崩れています。特に「水」が不足すると体調に狂いが始まり、熱っぽく、ほてりを伴い、眠れない日々に悩まされます。スッポンは血液の内容を高め、体内水分の濁りを取り除く働きがあり、「血・水」のバランスを整えます。スッポンは丸ごと甲羅までとろけ、姿が見えなくなるまで長時間煮れば最高の効力が得られます。まさにおかゆにピッタリです。さらに、三つ葉が血液循環および体内水分の代謝をよくし、汚れた血液の排除もしてくれます。

材料：1食分

米	40g
水	400cc
スッポンスープ（缶詰）	100cc
マッシュルーム	2個
三つ葉	少々
サラダ油、塩	適量

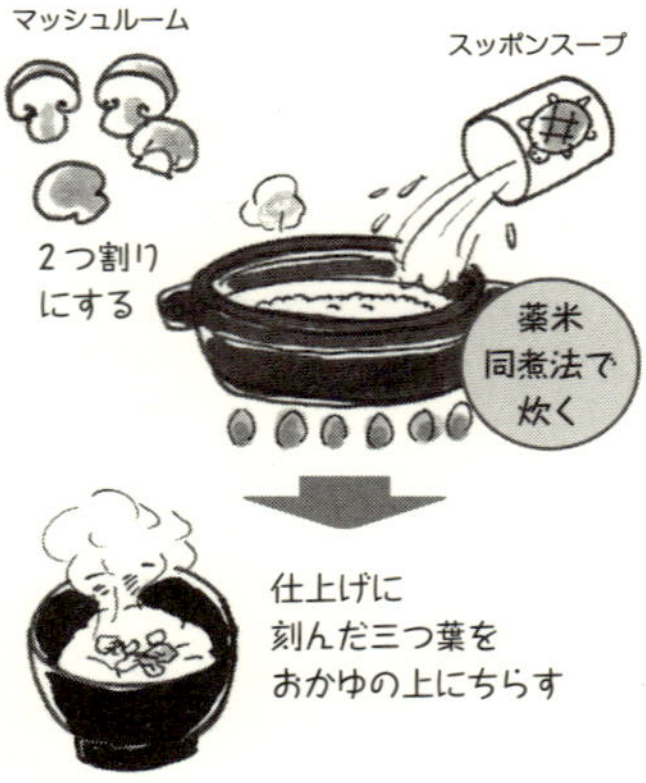
マッシュルーム
スッポンスープ
2つ割りにする
薬米同煮法で炊く
仕上げに刻んだ三つ葉をおかゆの上にちらす

組み合わせたいおすすめ献立

●金針菜と玉葱の菜種炒り

レシピはP10参照

我慢性型には

『大根おろしと牡蠣《かき》のおかゆ』

大根おろしと牡蠣が合うと不眠症は消える！

緊張の毎日。昼間の仕事からくる緊張が夜になっても解けず、リラックスを司る副交感神経に上手く切り替えることができないストレス我慢性型。こういう人は意識的に呼吸法を取り入れるとともに、精神安定の作用があるおかゆをいただくことが大切です。

牡蠣は臓腑の働きを安定させ、エネルギーの補給、精神安定の作用があります。海のミルクともいわれ、不眠で寝つかれない、動悸が激しい、貧血の人などに適した食材です。大根は生でいただくと、胃もたれを解消するとともに、気の高ぶりを抑える働きもあります。

材料：1食分

米	40g
水	500cc
牡蠣	2粒
大根	40g
め葱	2本
サラダ油、塩	適量

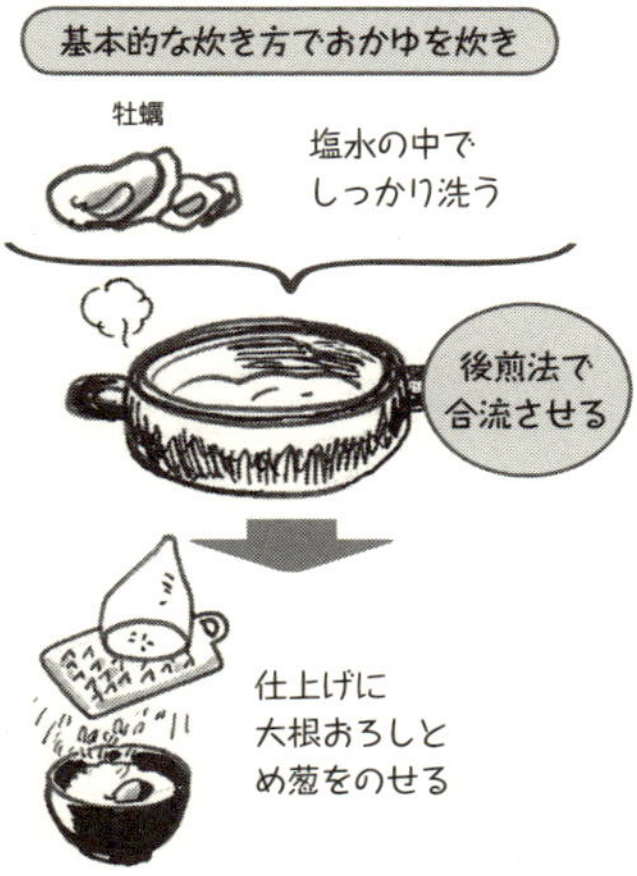

基本的な炊き方でおかゆを炊き
牡蠣
塩水の中で
しっかり洗う
後煎法で
合流させる
仕上げに
大根おろしと
め葱をのせる

組み合わせたい おすすめ献立

●棗と大豆の煮物

レシピはP11参照

胃腸不安定型には

『豚の胃と葱、青じそのおかゆ』

豚の胃と葱、青じそで痛快な流れがうまれる！

ストレスがたまり、抑うつの傾向になりがちか、イライラとして怒りっぽく落ち着かない人は、それがもとで食欲不振となり、排便や血行も悪くなり、結果として不眠を招きます。

この状態を救うには食欲が出るおかゆをいただくことですが、「内臓が弱い人は、動物の同じ内臓を食べよ！」という中国の習慣を引用しておかゆをつくってみましょう。豚の胃は胃腸を丈夫にし、消化力を推進します。これをおかゆにすることで体にやさしく作用し、神経の高ぶりを抑えて、眠りやすくします。

材料：1食分

米……………………… 40g
水………………………500cc
豚の胃…………………… 40g
長葱……………………… 3 g
生姜の皮……………… 適量
青じそ………………… 1 枚
サラダ油、塩………… 適量

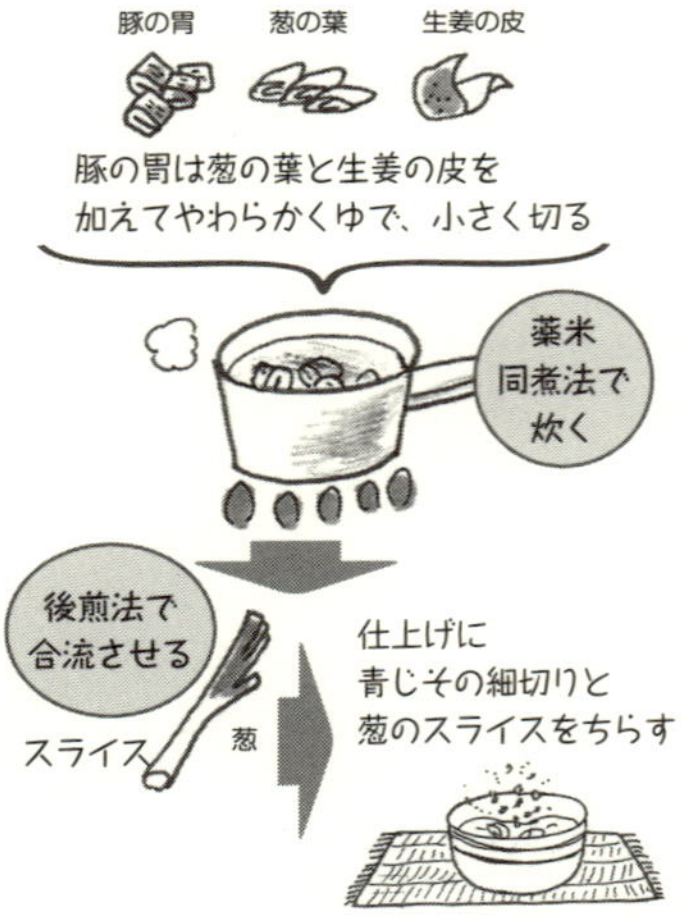
豚の胃
葱の葉
生姜の皮
豚の胃は葱の葉と生姜の皮を
加えてやわらかくゆで、小さく切る
薬米
同煮法で
炊く
後煎法で
合流させる
スライス
葱
仕上げに
青じその細切りと
葱のスライスをちらす

レシピは P11 参照

**組み合わせたい
おすすめ献立**

●キノコの
オイスターソース炒め

■不眠対策と注意点

昼間の激しい活動から一転して、やさしく心をほぐすモードに切り替える薬効をもつ食材として、牛乳がよく挙げられますが、アーモンド、蓮の実、チンゲン菜、ヤマブシタケ、百合根、アサリ、シジミ、豚の心臓、アンキモ、そしてウーロン茶や紅茶にもその働きがあります。しかし、体質によりウーロン茶や紅茶を飲むと逆に眠れなくなる人もいます。そうしたお茶が合わない体質の方は、肝機能を穏やかにするアロエ、菊花、金針菜《きんしんさい》、クレソン、セリ、セロリ、トマトなどをミキサーにかけるか、おかゆにするとよいでしょう。

7 肩がこって仕方がない人は…

この悩みの発生源はなんだろう

肩こりの原因に食事のとり方なんて関係ないよ!…と思うかもしれませんが実は、肩がこる原因には血液循環の不調と筋肉の疲労、そしてストレスによる神経疲労が関与しており、これらは皆食べ物が関係しています。

食べたものは血となり肉となるわけですから、あらゆる体調に食べ物が関係しています。順調な生活が送れるか、毎日何かしらかのトラブル(不調)を抱えながら生活をする羽目に陥るかは、毎日の食事のとり方次第です。肩こりの予防改善には、まず血行をよくし、気の巡りをよくして、神経の高ぶりを鎮める食材を日常的にとる工夫が大切です。

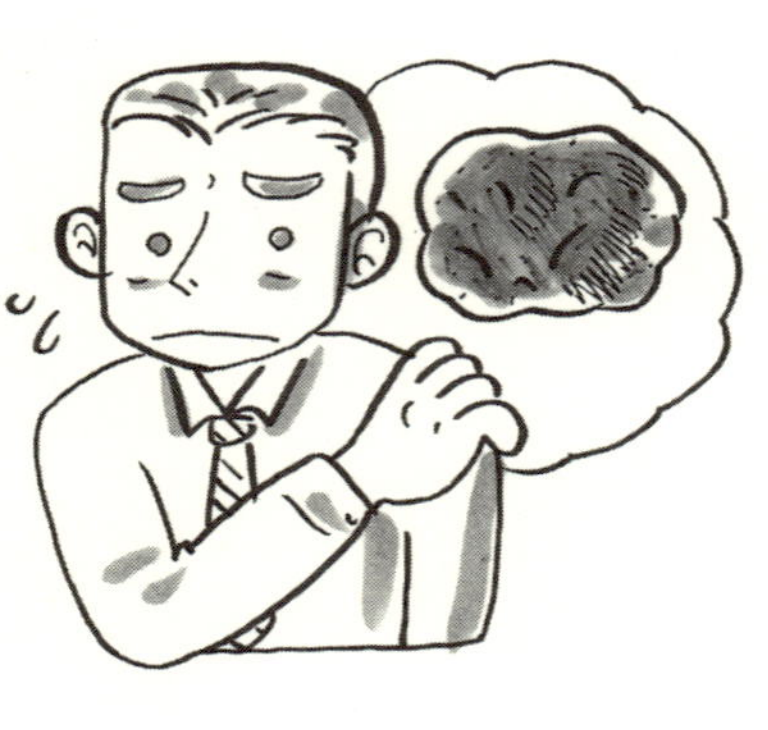

肩こりチェックテスト

1〜12に該当するものにチェック（☑）して、あなたの肩こりの原因のタイプを調べましょう。まずはそこから始まります。

□1 頭が痛い
□2 眼精疲労
□3 イライラして怒りっぽい
□4 めまいや耳鳴りがする
□5 動悸がする
□6 寝汗をかく
□7 胸や脇のあたりが張って苦しい
□8 関節痛や神経痛がある
□9 手足が冷え、むくみやすい
□10 胃腸虚弱
□11 手足がほてる
□12 生理が遅れ、量が少ない（血虚）

あなたはどのタイプの肩こり？

1〜3にあてはまると「血行不良型」
肝機能に変調が起き、血液の循環が悪くなり肩こりになっているタイプ。精神的にも落ち着きが失われ、体調が不安定な状態となります。

4〜6にあてはまると「抑うつ型」
過激な運動や、神経の使い過ぎで気の流れが悪化し、その影響で血行も悪くなり、汚れた血液がたまり、精神的疲労で肩に負担がかかります。

7〜9にあてはまると「栄養不良型」
血液の質が落ち、全身に十分な栄養と酸素を運べないため、体温の低下を招き、冷えが先行して、肩がこります。

10〜12にあてはまると「血水欠乏型」
血液や栄養成分を含む体内水分が欠乏し、肩こりになっているタイプ。体力不足の状態が見られます。

次頁からのタイプに合わせた薬膳がゆで肩こり解消！

※複数のタイプを合併している人は、それぞれのタイプのおかゆを日によってつくってみてください

血行不良型には

『ひじきと棗《なつめ》・蓮《はす》の実入りのおかゆ』

ひじきと棗･蓮の実で血行促進！

血行が悪いと血栓などが老廃物となり、それがもとで筋肉や筋に悪影響を与えることになり、結果として肩こりなどを引き起こします。ひじきは臓器類や各組織で発生する炎症を抑え、血栓の予防、動脈硬化の対策に適し、しこり等の塊をほぐす働きをします。棗は、気力を益し、血液の内容を高めます。蓮の実は胃腸の消化活動を促し、不眠の解消になり、セリは臓器の炎症等を冷まし、肝機能を平穏に。これらを組み合わせたおかゆの効果は計り知れないほどです。

材料：1食分

米	40g
水	500cc
ひじき	4g
棗	2個
蓮の実	4個
セリの葉	少々
サラダ油、塩	適量

組み合わせたい おすすめ献立

●香菜とセリの辛子和え

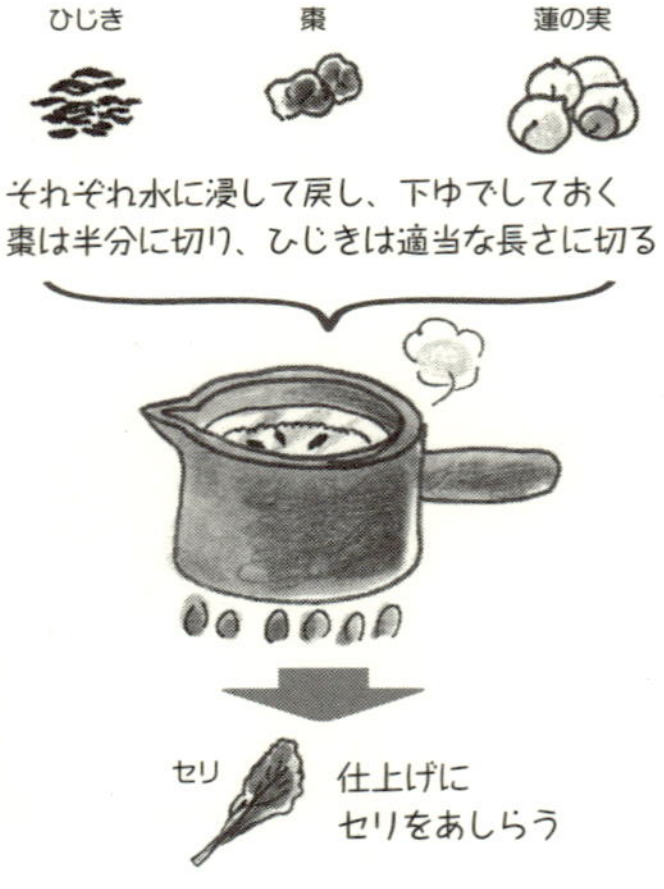

ひじき
棗
蓮の実
それぞれ水に浸して戻し、下ゆでしておく
棗は半分に切り、ひじきは適当な長さに切る
セリ
仕上げに
セリをあしらう

レシピはP11参照

『クローブとセロリ、人参のポトフがゆ』

クローブとセロリに人参が加わると気分が晴れる！

抑うつから来る肩こりの原因は、重くのしかかる悩みごとや、さまざまなストレスが累積した結果。また、同一姿勢が続くと、肩こりになりやすいもの。クローブは薬名を丁子《ちょうじ》または丁香《ちょうこう》といい、胃腸の働きを活発にし、体調を強壮に導きます。さらにセロリが血液をきれいにして、肩こりの解消に。玉葱は炎症の熱をとり、痰を溶かし、安眠の作用もあります。人参は本来「胡蘿蔔《こらふく》」といい、神経の苛立ちを抑え、体内の毒素を除去。これらを合わせたおかゆの効能に、期待がもてます。

材料：1食分

米	40g
水	500cc
玉葱	1/2個
人参	50g
セロリ	30g
クローブ	2～3本
ブイヨンキューブ	2個
サラダ油、塩、コショウ	適量

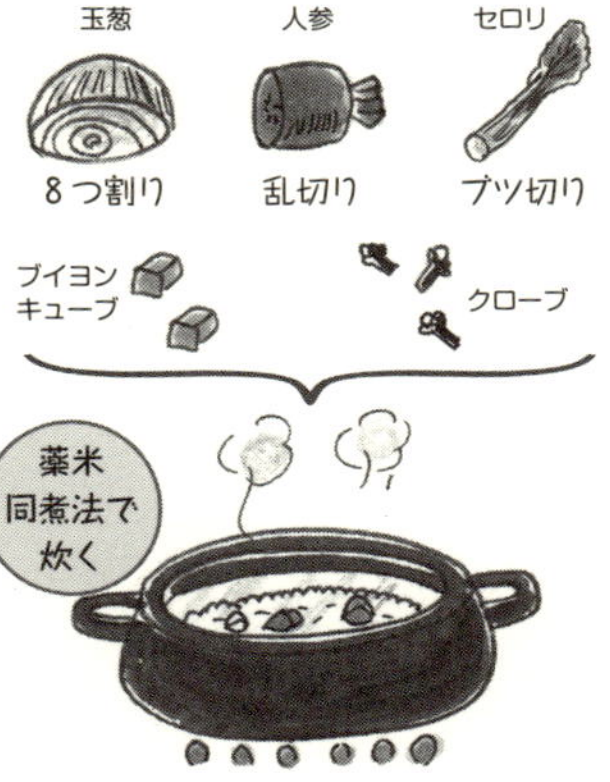
玉葱
人参
セロリ
8つ割り
乱切り
ブツ切り
ブイヨンキューブ
クローブ
薬米同煮法で炊く

組み合わせたいおすすめ献立

●アサリと厚揚げのゴマネーズ

レシピはP12参照

栄養不良型には

『レーズンと竜眼肉《りゅうがんにく》の牛乳リゾット風』

レーズンと竜眼肉の連携は素晴らしい力！

滋養不良は体内に必要な「気・血・水」のいずれもが不足していることであり、この状態では日常生活を支える体の負担は増大する一方です。その結果、足腰はもとより肩にも負担をかけることになります。これを解消させるには、「気・血・水」すべてを補う力のあるレーズンと竜眼肉をおかゆやスープなどに調理することで一層強く効果を発揮してくれます。

竜眼肉は別名「桂圓《けいえん》」ともいい缶詰で入手できますが、薬用は真っ黒の乾燥品。漢方薬局などで入手を。

材料：1食分

米	40g
水	400cc
ブイヨンキューブ	1個
牛乳	100cc
人参	30g
レーズン	10g
竜眼肉	3個
サラダ油、塩	適量

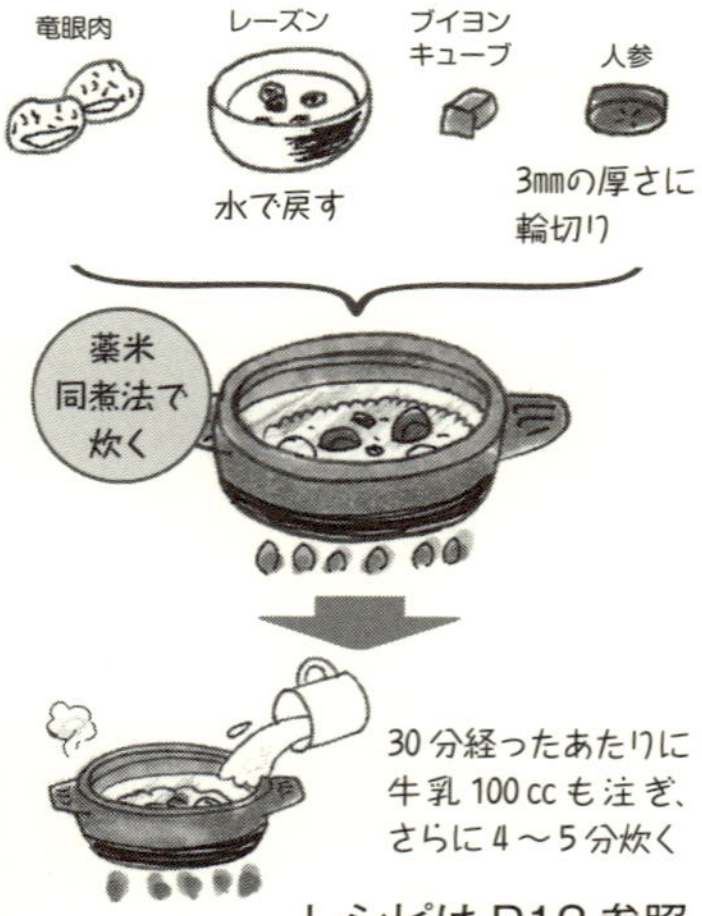
竜眼肉
レーズン
ブイヨンキューブ
人参
水で戻す
3㎜の厚さに輪切り
薬米同煮法で炊く
30分経ったあたりに牛乳100ccも注ぎ、さらに4～5分炊く

組み合わせたいおすすめ献立

●鶏のハツの甘辛煮

レシピはP12参照

血水欠乏型には

『山芋・川エビとクコ入りのおかゆ』

山芋・川エビそしてクコで体力の回復を！

血液が古くなったり、汚れたものを「瘀血《おけつ》」といいます。また、使い古した体内水分などは「痰」といいます。これらが累積することで体調は悪くなり、やがて病を引き起こします。もちろん瘀血や痰ができることで肩こりの原因となる場合があります。厄介な瘀血を取り除くのに適した食材は山楂子《さんざし》や紅花《べにばな》があれば良いのですが、さらに山芋が気力増進、胃腸機能の活動を高めておかゆの力を体内にしっかり吸収。川エビは痰を溶かし、クコは肝・腎に関連し、視力回復に。血・水不足に最適のおかゆです。

材料：1食分

米	40g
水	500cc
山芋	50g
川エビ	40g
クコ	6 g
サラダ油、塩	適量

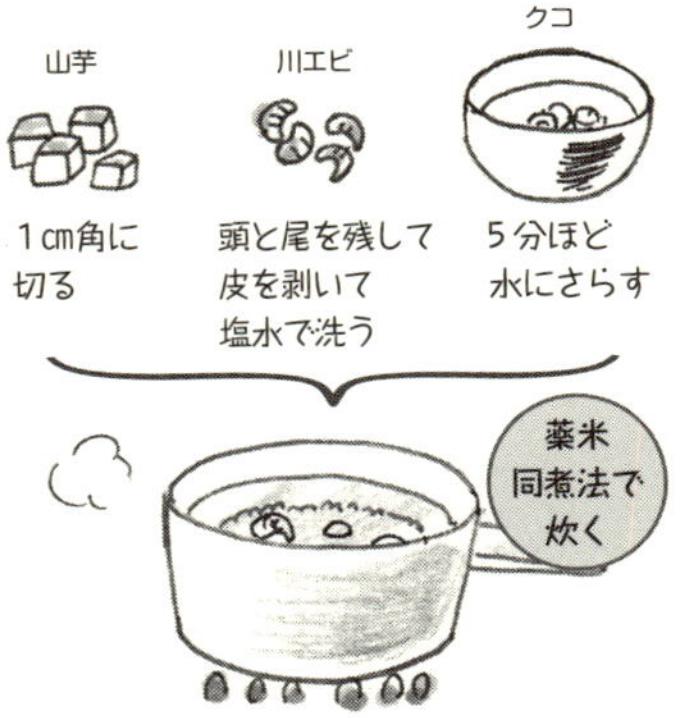

山芋
1cm角に
切る
川エビ
頭と尾を残して
皮を剥いて
塩水で洗う
クコ
5分ほど
水にさらす
薬米
同煮法で
炊く

**組み合わせたい
おすすめ献立**

●ちくわの海苔佃煮和え

レシピはP13参照

■肩こり対策と注意点

肩こりの予防や解消というと筋肉をほぐすことばかり考えがちです。それも大切ですが、肩こり症を招く血行不良がどこから発生しているのか、中医学では、その根本から考えて対策を立てます。

そもそも良好な血液循環には、まず心臓と肺の連携プレイがとても大切な役割を果たしています。そしてその肺の働きを左右しているのが腎の役割。腎と肺による体内の水分と酸素の供給が上手くいってこそ、心臓がきれいな血液を送り出し続けることができるのです。そしてそのきれいな血液をつくっているのが、肝。つまり肩こり症から脱出するには、心・肺・腎・肝すべてに働きかける食材を上手に組み合わせておかゆをつくること。それが前頁までに挙げたおかゆの食材です。

8 ストレスがたまるばかりの人は…

複雑怪奇な今の社会を乗り切る対応策は

大都会の悲劇、東京郊外の通勤路線では毎日のように列車に飛び込む自殺者が発生しています。そして数十万人の通勤客に迷惑をかけています。日頃の業務、対人関係、さまざまな要因が入り組む社会環境ではストレスがたまる一方です。それが蓄積すれば間違いなくうつ病になります。

うつと食べ物の関係はなかなかピンとこないかもしれませんが、中医学では昔から人の精神の働きと食との関係が重視されています。それが気鬱《きうつ》を晴らし、情緒を安定させて心身に力を与える食べ物です。

ストレスチェックテスト

1〜12に該当するものにチェック（☑）して、あなたの心の不調のタイプを調べましょう。まずはそこから始まります。

- □1 イライラや焦燥感がある
- □2 強い頭痛がする
- □3 不眠気味で夢をよく見る
- □4 動悸、息切れがする
- □5 顔面が紅潮する
- □6 耳鳴りがする
- □7 のどが渇いて水をよく飲む
- □8 絶えず不安感がある
- □9 足腰がだるい
- □10 便秘と下痢を繰り返す
- □11 胸が詰まり、ため息が出る
- □12 生理前にヒステリックになる

あなたはどのストレスタイプ？

1〜3にあてはまると「緊張我慢型」

精神的に鬱積していて、気分の発散ができずストレスがたまっています。また、このタイプの人は、肝の働きが不安定で血液が汚れていがち。

4〜6にあてはまると「胸悶《きょうもん》感型」

情緒不安で気持ちがふさがり、体内水分が煮詰まった感じで痰が発生。ストレスから体調を狂わせ、熱っぽさが身体の随所に表れます。

7〜9にあてはまると「心理不安型」

心と腎の活動が上手く連携していないため、情緒が不安定で、筋肉がつったり原因不明の痛みを生じたりしやすいタイプ。

10〜12にあてはまると「思惟混迷型」

ストレスから肝の働きに不調が生じ、呼吸も浅くなっているタイプ。気分がふさいだり、逆に異常な昂ぶりを見せたりします。

次頁からのタイプに合わせた薬膳がゆでストレス解消！

※複数のタイプを合併している人は、それぞれのタイプのおかゆを日によってつくってみてください

緊張我慢型には

『みかんの皮と生姜《しょうが》のおかゆ』

みかんの皮と生姜で気持ちが入れ替わる！

ストレスがたまり、気分がこり固まっているので、それをときほぐしてあげましょう。みかんの皮は「気」の通りをよくしてくれるので、痰を溶かし、こり固まった「気」を晴らす働きがあります。みかんの皮を乾燥させて刻んだものを「陳皮《ちんぴ》」といい、漢方生薬の一つです。また、生姜は発汗を促進し、新陳代謝を活発にするため、気分を発散しやすくなります。生姜は皮の裏側がいちばん効能が強く、包丁で剥いて捨てるのは大変もったいないことです。簡単な材料ですが、効果の高いおかゆです。

材料：1食分

米	40g
水	400cc
みかんの皮（乾燥品）	10g
生姜	3g
浸した汁	100cc
サラダ油、塩	適量

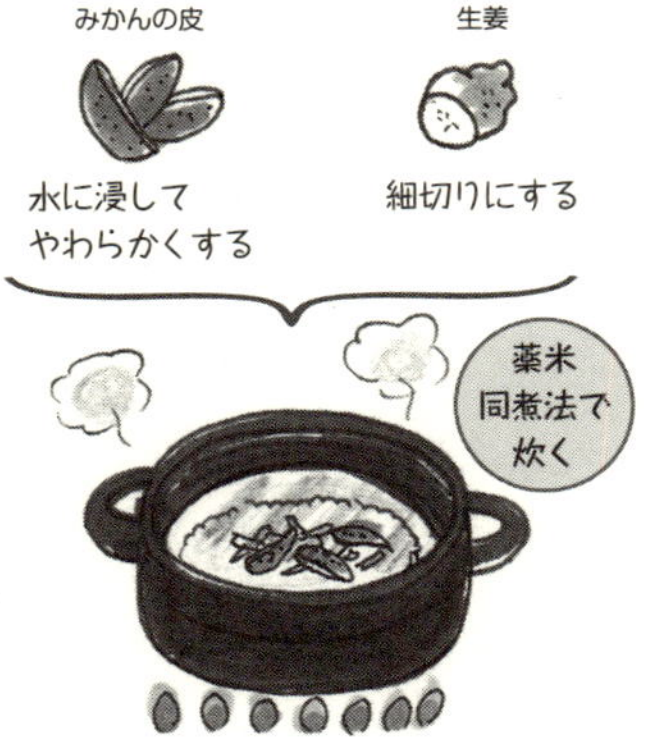
みかんの皮
生姜
水に浸して
やわらかくする
細切りにする
薬米
同煮法で
炊く

組み合わせたいおすすめ献立

●南瓜と鶏手羽先の煮物

レシピはP13参照

胸悶感型には

『帆立貝と湯葉《ゆば》のおかゆ』

帆立貝と湯葉の力で胸の奥までスッキリと！

体内に汚れた水分が滞留して、痰が発生します。まず痰をとくことで、胸のつかえが取れた感じになりますが、そのための食材が湯葉です。湯葉の効能はすぐれ、肺の活動を向上させ、胃の活動を助け、痰を溶かし、せき止めの効果もあります。さらに帆立貝で精力を高め、食欲を増進させると、気持ちが前向きになれます。新鮮な帆立貝を選びましょう。おかゆの味だけでなく効能にも広がりがうまれ、またあさつきを加えることで、発汗を促し、むくみを取り、解毒の作用も果たします。

※湯葉は大豆のたんぱく質を皮膜状にして乾燥させたもの

材料：1食分

米	30g
大麦	10g
水	500cc
帆立貝	1個
乾燥湯葉	5g
あさつき	1本
サラダ油、塩	適量

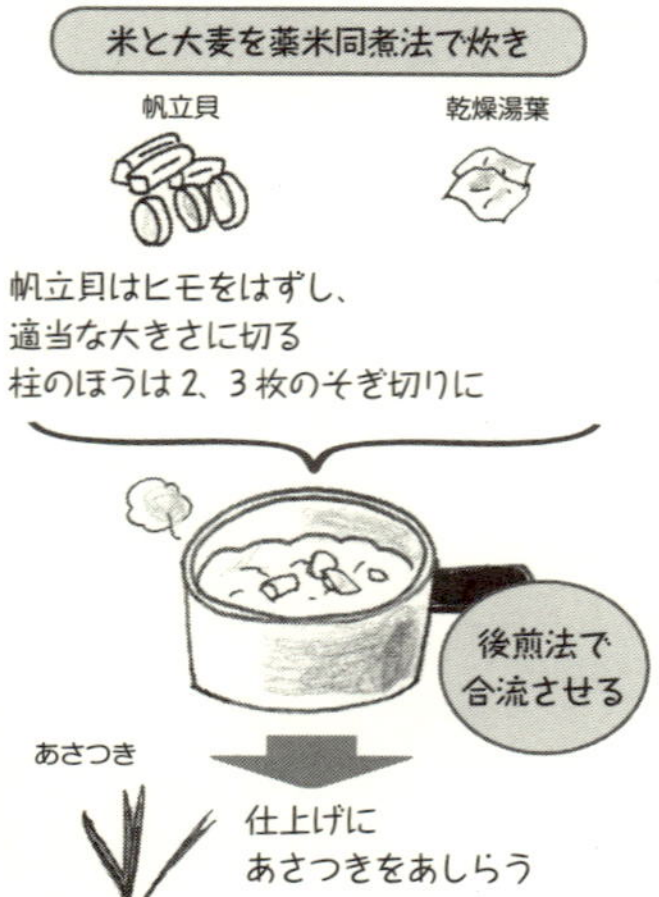
米と大麦を薬米同煮法で炊き
帆立貝
乾燥湯葉
帆立貝はヒモをはずし、
適当な大きさに切る
柱のほうは2、3枚のそぎ切りに
後煎法で
合流させる
あさつき
仕上げに
あさつきをあしらう

レシピはP14参照

**組み合わせたい
おすすめ献立**

●イカそうめんのゴマ和え

心理不安型には

『じゃがいもとウーロン茶のおかゆ』

じゃがいも、マッシュルーム、ウーロン茶のトリオで不安解消！

いつも不安を抱きながら生活を送る人、何事も悪いように解釈する性格の人、これらの心のクセを食べ物で救うことができます。心理的な不安感を解消するには、まず、腎機能を正常にさせることから始めます。その次に心理的精神不安を解消させる「真珠粉」が有効ですが、代わりにウーロン茶を用います。

じゃがいもはストレスによってにぶった臓器の働きを回復させ、情緒を安定させます。マッシュルームは、ストレスによる腰痛や、腰・ひざの冷えを和らげる食材。心理的不安を解消させるおかゆの一例です。

材料：1食分

米	30g
大麦	10g
水	400cc
ウーロン茶	100cc
じゃがいも	50g
マッシュルーム	3個
はちみつ	小匙1
パセリ	適量
サラダ油、塩	適量

組み合わせたい おすすめ献立

●鶏肉と椎茸のゴマ和え

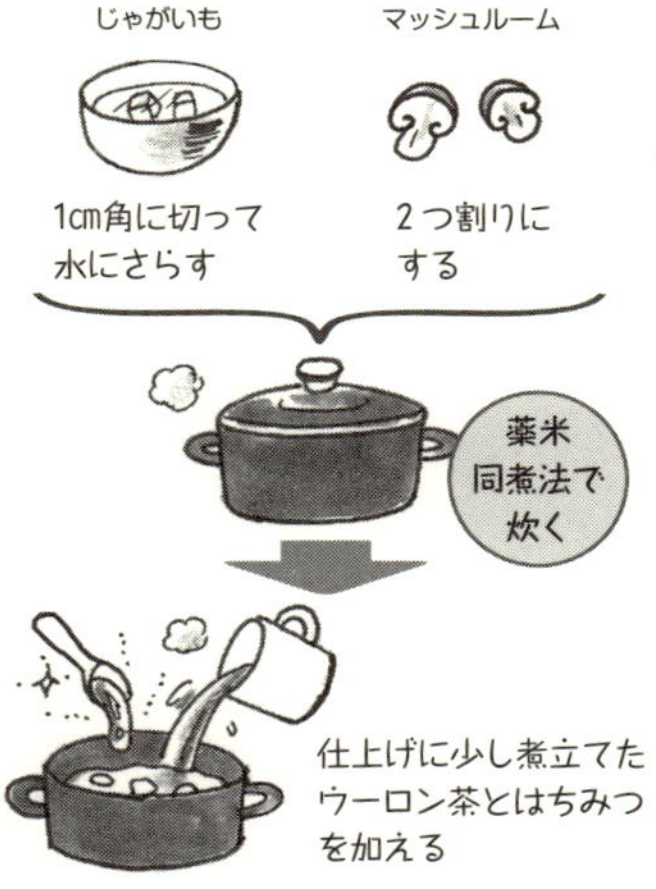

じゃがいも
マッシュルーム
1cm角に切って水にさらす
2つ割りにする
薬米同煮法で炊く
仕上げに少し煮立てたウーロン茶とはちみつを加える

レシピは P14 参照

思惟混迷型には

『鶏ささ身と白木耳《しろきくらげ》、生姜《しょうが》のおかゆ』

鶏のささ身と白木耳、生姜は悩みごと解消の助け役！

思惟混迷状態は思考力がにぶり、精神状態も不安定になりがちです。なぜかといえば、水液代謝に障害ができ、それがもとで「痰」が発生し、精神状態にも波及しているため。そのもとを正せば「気」の流れが悪くなったことにあります。したがって気力を益し、髄をつくり、精力を補う働きがある鶏肉を起用し、体内水分の増強と胃を丈夫にする働きがある白木耳を足します。それに胃腸を温めて消化を促し、老廃物を排出、痰を取り除く仕事をする生姜を加えておかゆにしました。なお、生姜は皮つきのまま使います。

材料：1食分

米	40g
水	500cc
鶏ささ身	1本
白木耳	2g
生姜	3g
八角茴香	1かけ
香菜	少々
サラダ油	小匙1/2

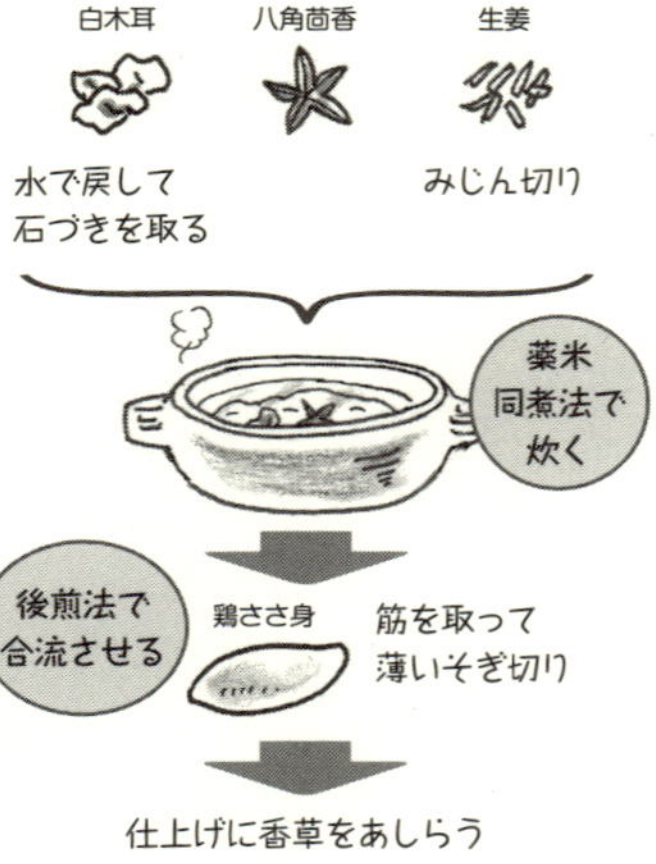

白木耳
八角茴香
生姜
水で戻して
石づきを取る
みじん切り
薬米同煮法で炊く
後煎法で合流させる
鶏ささ身
筋を取って
薄いそぎ切り
仕上げに香草をあしらう

組み合わせたいおすすめ献立

●プルーンと
キウイフルーツのサラダ

レシピはP15参照

■ストレスの蓄積対策と注意点

ストレスは現代社会の必要悪といえます。これを避けて通ることはまず不可能でしょう。この厄介な厄を解決するにはビタミンCが有効といいます。しかし熱や油に弱いのが問題点です。そこで登場するのが精神安定に欠かせない漢方生薬の安神《あんじん》薬です。貝殻（特に牡蛎殻に多く含まれる無機質類）に含まれた成分をコトコト煮込んで成分を取り出します。これは漢方薬局で入手できます。

ストレスがたまり、それがもとでうつ症状になる原因は、中国の伝統医学では「肝鬱《かんうつ》」といい、肝臓を始め、肝臓と働きが密接につながっている〝肝系〟の内臓の機能がにぶるか、停留した状態を示します。解決策は「疏肝《そかん》」といって、肝に滞った気を流します。その効力を備えた食物としては、大麦、春菊、薄荷《はっか》、ニラ、みかん、スモモ、陳皮《ちんぴ》、八角茴香《ういきょう》などがあります。ここに挙げた食物すべてがあなたにとって最適であるとはいえません。ご自分の体質に合ったものを試しながらいただくことです。

9 貧血で頭がふらふらする人は…

突然襲ってくる不快な症状

貧血は血液の不足がもたらす症状です。血液は食べ物が入ってこないとつくれませんね。こんな簡単な話がなぜわかってもらえないのでしょう？　特にこのことを肝に銘じておいていただきたいのが、食べ物を制限してスリムなプロポーションを目指している方です。「ダイエット」とは自分の体調に合わせ、異常な肥満などを解消するための食事制限、健康管理のことをいうもので、決して「やせる」を意味するものではありません。

急にふらついたり、めまいがしたり、心臓がドキドキして不安感に包まれる。そんなときには、ダイエットによる貧血を疑ってみてください。

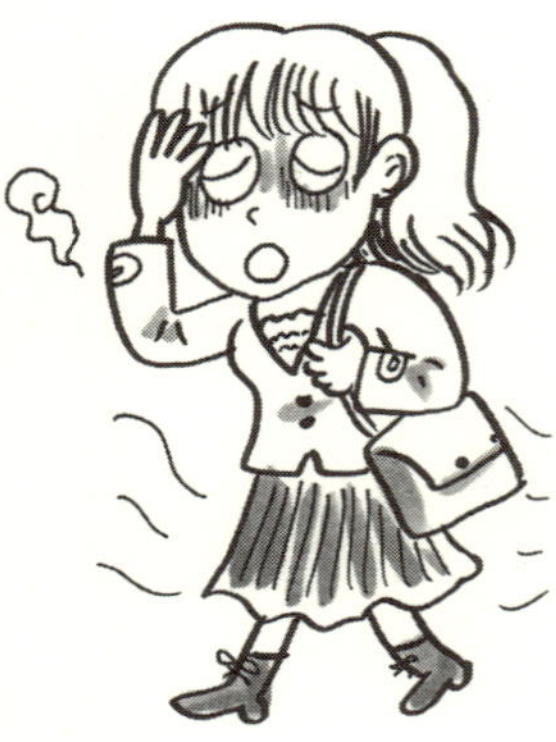

貧血チェックテスト

1〜12に該当するものにチェック（☑）して、あなたの貧血のタイプを調べましょう。まずはそこから始まります。

- □1 顔色が青白い
- □2 めまいがする
- □3 視力減退気味
- □4 夢ばかり見て、熟睡できない
- □5 寒がり
- □6 朝方に下痢をする
- □7 精神的疲労がある
- □8 足腰がだるい
- □9 寝つかれない
- □10 忘れっぽい
- □11 月経の量が少ない
- □12 耳鳴りがする

あなたはどのタイプの貧血？

1〜4にあてはまると「血量不足型」

血液不足。血液の内容に必要とする栄養分が不足しているため貧血に。心と肝が円滑に連携できていません。

5〜8にあてはまると「循環不足型」

長患いなど体力消耗が原因で、血液の循環が不安定になり、手足の末端から冷えて、全身にわたる冷えと貧血に侵されているタイプ。

9〜12にあてはまると「肉体疲労型」

極度の疲労あるいは過労が原因で、腎臓の働きが低下して、使用した血液をきちんと濾過でなくなったために生じる貧血のタイプ。

次頁からのタイプに合わせた薬膳がゆで貧血改善！

※複数のタイプを合併している人は、それぞれのタイプのおかゆを日によってつくってみてください

血量不足型には

『ほうれん草とトマトのリゾット』

ほうれん草とトマトのコンビで血液補強！

　貧血の主な原因は血液の不足にありますが、単に血液の分量だけではなく、血液の内容に問題があります。ほうれん草は血液の内容を充実させ、疲れた臓器に活力を与えます。トマトは体内水液をうみ出して、きれいな血液を増やします。トマトは、中国語で「蕃茄《ふぁんちぇ》」といい、原産地は南米ペルーのアンデス地方、17 世紀頃中国に伝わったため、古典の文献では見い出せません。また、玉葱や人参も汚れた血液を浄化し、全身のすみずみまでの血液循環をよくします。これは、消化器官を丈夫にし、血液を増強するおかゆです。

材料：1 食分

米	40g
水	450cc
ブイヨンキューブ	1 個
トマト	40g
玉葱、人参	各 20g
ほうれん草	1 株
ターメリック	小匙 1/4
サラダ油	大匙 2
塩、コショウ	少々

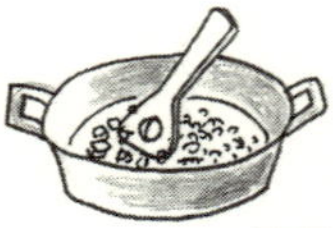

薄切り玉葱と米が透き通るまで油炒めする

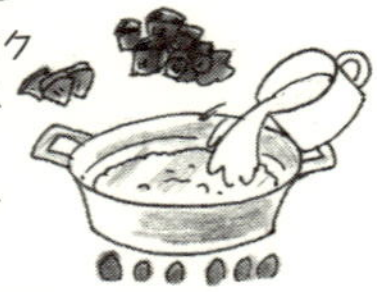

塩、コショウ、ターメリックを振り、ブイヨンを注ぎ、人参のいちょう切り、トマトのザク切りを加え、約 30 分弱火で炊く

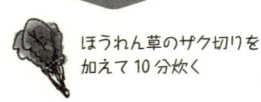

ほうれん草のザク切りを加えて 10 分炊く

組み合わせたいおすすめ献立

- キャベツとリンゴのピーナッツ酢
- 西瓜のジュース

レシピは P15 参照

循環不足型には

『黒豆と干しエビのとろろがゆ』

黒豆と干しエビ･鶏レバー･山芋の４巨頭力が頼もしい！

血液の循環が悪いために貧血になっているので、血液を増強するだけでなく、肝や腎の働きを整えることで血液の循環をよくし、貧血を改善します。特に黒豆は血液を増やして体に力を与え、体内の血液も水分もよい状態にします。干しエビは腎機能を温めて活発にし、血液の濾過《ろか》機能を高めて循環を促進します。鶏レバーも肝や腎の働きを促進。山芋が呼吸器系、消化器系、排泄機能など体のあちこちに働きかけて血液を呼び込む力を高めます。もちろんそれには長芋でなく自然薯《じねんじょ》を選ぶ必要があります。血液循環を促すおかゆです。

材料：1食分

米…………………………40g
水………………………500cc
黒豆………………………40g
干しエビ…………………10g
鶏レバー…………………40g
山芋………………………40g
サラダ油、塩…………　適量

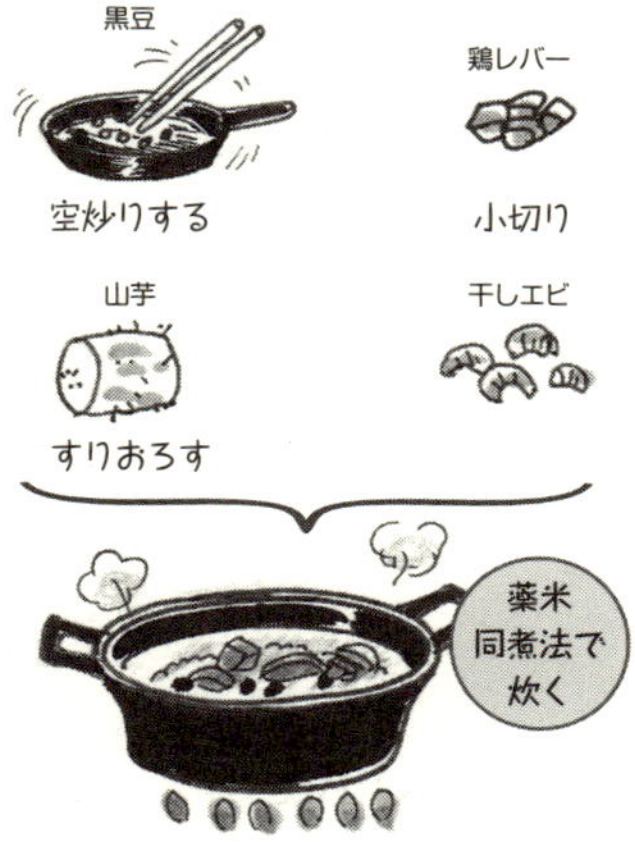
黒豆
空炒りする
鶏レバー
小切り
山芋
すりおろす
干しエビ
薬米同煮法で炊く

レシピはＰ16参照

組み合わせたい おすすめ献立

●ムール貝と袋茸のワイン煮

肉体疲労型には

『くわいと蓮根・卵黄のおかゆ』

くわいと蓮根に卵黄を加えて心身ともに活性化！

体が疲れ切っていると、腎臓が血液を濾過して血液中の老廃物を排泄へ回す機能が衰え、きれいな血液を十分に血液循環に戻すことができないため、心臓にも負担がかかり、心臓が力強く血液を送り出せなくなって貧血を生じます。このタイプの貧血には心身ともに活発にする食材が必要。くわいは血液循環を促すすぐれた食材で、心臓の活動を助ける肺の力も高めます。また、蓮根は体内に発生する炎症を食い止め、汚れた血液の除去を、卵黄は血液の精度を高め、臓腑全体の活動を円滑に。血液循環を促す大切なおかゆです。

材料：1食分

米	40g
水	450cc
くわい	1個
蓮根	20g
卵黄	1個分
かいわれ菜	少々

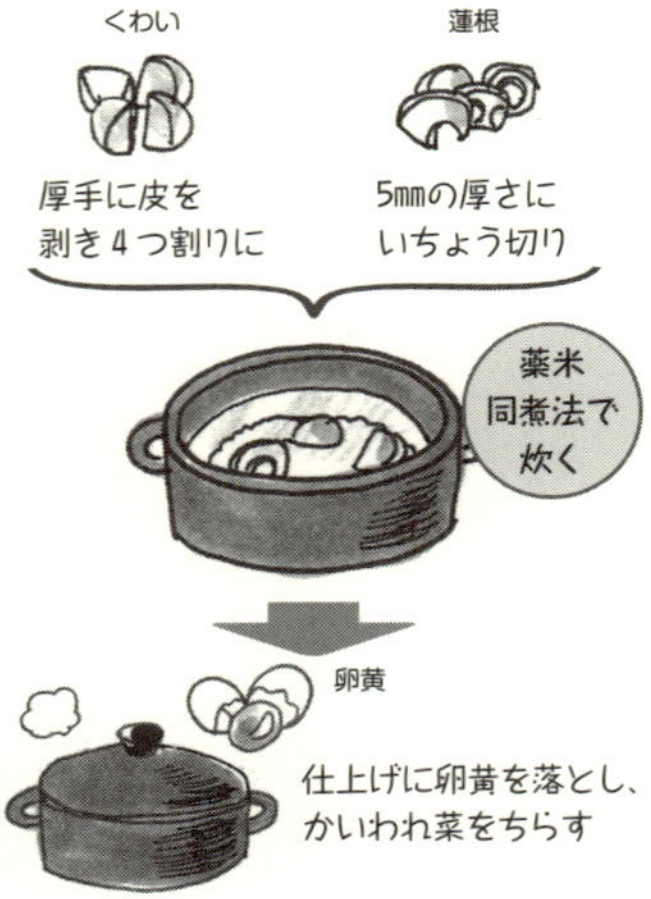
くわい
蓮根
厚手に皮を
剥き４つ割りに
5㎜の厚さに
いちょう切り
薬米
同煮法で
炊く
卵黄
仕上げに卵黄を落とし、
かいわれ菜をちらす

レシピは P16 参照

組み合わせたい おすすめ献立

●クラゲのキムチソース

■貧血対策と注意点

食べ物が胃に入り、しっかりと砕かれて腸に送り込まれ、その中から大切な栄養成分が血管内に送り込まれ、その成分が全身に送り届けられているから、私たちの体は日々保たれています。この血管の中を流れる赤色の液体を血液と私たちは呼んでいるわけです。

この血液の中身が良質であるか、欠陥だらけであるかによって、いくら血液の量が満たされていても、全身の機能に差が出てくるのは当然です。貧血は血液が教えてくれる、体の危険信号です。しかし、貧血というと、ただほうれん草やレバーを食べて治そうという思い込みがあるものですが、ここで説明した通り、そのタイプはさまざま。自分のタイプに合わせたおかゆを続けてみるのがいちばんです。食薬であれば、さらに棗、竜眼肉、金針菜などもよい食材です。

〈すでに未病を通り過ぎてしまった人は〉

おかゆを中心にした食養生に、漢方薬をプラス

今までは、おかゆから健康になるためのアプローチをしてきました。しかし、未病を放っておいて、そのまま症状が重くなったり、病気になってしまったりしたら…そんなとき、中医学ではおかゆをはじめとする食養生に、自然の力の漢方薬を加えます。

現在では、さまざまな病院で漢方薬を処方してくれることが多くなりましたが、中医学的な視点から診察を行ない、漢方薬を処方してくれるところは限られています。

なぜ西洋医学ではなかなかよくならない人が、中医学で治るのか。その治療の実際は知らない人のほうが多いと思います。

そこで、漢方処方ができる薬局に、さまざまな相談に来る方々の症例を通して、漢

方治療の実例をご紹介させていただきます。ご協力いただくのは、薬剤師であり、国際中医師の資格をもつ米山敬子先生です。西洋医学とは違う、漢方薬を使った治療法を多くの方に知ってもらい、『中医学』のよさを知っていただけたら幸いです。

はじめに

私の母校でもあり、現在専任講師を務めている国立北京中医薬大学日本校の中医中薬専攻科に米山先生が入学してこられました。米山先生は薬剤師で、都内のある薬局で勤務されていますが、薬局の現状はほとんどが指定された調剤業務で、表現は悪いかもしれませんが、お決まりのパターンで患者さんと接しており、ある種の物足りなさを感じていたそうです。

そのような毎日を過ごしている中、気がつくと漢方薬を求める患者さんが増えつつあり、時代の変化がこのような形で表れることにある種の意欲を感じ、北京中医薬大学の門を叩いたという経緯がありました。

そもそも米山先生が中医学を目指したきっかけは、薬局に出入りする製薬会社の営業マンの口から出た言葉だったといいます。通常「漢方」といえば日本漢方のことを指し、中医学とは別に発達したものですが、その違いがわかっている人はほんの小数。漢方薬を納入する営業マンの口から、意外にもその違いを親切に教えてもらったのが、中医学を学ぶ決心につながったそうです。

日本漢方もルーツは中国の伝統医学がベースになっていますが、中国が「金」という国から「元」の王国を築き、蒙古民族が支配するに至った頃、今でいう日中国交断絶となり、その後の医学知識はもとより、「薬」も入手できなくなりました。困った日本の医師たちは、日本で「薬草」の栽培を始め、江戸時代には日本人に適応する医学を構築して今日に引き継がれております。

その後日本は「明治」という時代を迎え、西洋文化を急速に導入する運びとなり、残念ながら漢方医療は禁止となり、西洋医学一本となりました。そのおかげで漢方医学を学ぶ学校もなく、私塾のような形で細々と今日に受け継がれてきました。

一方、中国もいったんは西洋医学一本に絞る動きがありましたが、故・毛澤東主席が伝統医学の復興を奨励し、専門の大学まで創設しました。

米山先生はこの経緯を聞いて、中医学を学んでみたいと思ったそうです。そして、中医学による理論を3年間学び、みごと国際中医師の資格認定試験にも合格、現在は勤務する薬局で「漢方相談」の役を引き受け、多くの来局者の相談にのって活躍中です。

中医学による治療には、一般的にある程度の期間が必要であることは誰でも理解できますが、治療中にも気候や患者さんの体質、体調の変化に合わせて処方を変えていかねばならないことが、案外知られていないようです。このあとの頁には米山先生が何種類かの方剤《ほうざい》を挙げています。これらはすべてを一度に処方・投与したわけではなく、患者さんの治療過程の中で、必要に応じて取り入れたものです。

また、一見異なる症例でも、中医学の理論に基づいて弁証（診断）・処方した結果、まったく同じ方剤になることもあります。これを『異病同治《いびょうどうち》』といいます。つまり異なる病でも同じ治療法をとることもあるのです。

症例1

風邪っぽくてつらいけど、抗生物質を飲みたくない…

「現代の西洋薬は即効性があるけど、慢性的に飲むものじゃないよね～。たとえば、高血圧の薬一つとっても、強制的に血圧を下げて、検査の数値を良くするだけで、結局やめれば元に戻るか、反動でもっと悪くなる。だから、風邪をひいても抗生物質に頼りたくないいんだけど…」

こんな会話を交わしたのは、23～25歳ぐらいの若い女性で、彼女は健康スポーツの指導をするインストラクターをしているという方。そもそもちょうどそのときは、風邪を引いたら、体を温めてなるべく早く休むように、という話を他の人としていたところでした。健康相談に見える方は年々増加の傾向にあり、やはり風邪引きの症状を訴えてくる方が圧倒的に多くなっています。

この女性の「風寒感冒」には以下の処方を用いてみましたが、これは比較的体力中程度の日本人の7割ぐらいには当てはまる処方例だと考えております。

風邪は万病の元と昔の人はいいました。風邪の原因はウイルスや、細菌ですが、風《ふう》邪《じゃ》、の特徴は、善行数変、すなわち、症状がいろいろなところに出やすく、ひとところにとどまらない性質があります。この方はのどの痛みや微熱を感じているため、軽度の熱痰があると判断しました。

背中や首のあたりがぞくぞくするといった典型的な初期感冒の様子を見せていました。幸い発熱の度合いが少ないため、まず麻黄湯を与え、2~3日様子を見ることにしました。しかし、その後関節が痛いと思ったら、鼻水、せき、熱、のどの痛みがひどくなってきた、との訴えがあり、今度は葛根桂枝湯をすすめました。麻黄湯は発汗性にすぐれた漢方薬ですが、その効果が判然としないときは桂枝湯で効果のほどを見ますが、私はこれに葛根をプラスしてみました。葛根は頸部のこわばりをほぐし、発熱を抑える力もありますので、この方法を選びました。

このようにきめ細かな対応を行なわないと風邪は突然症状が変化したり、あるいは

症例1

23歳　女性
スポーツ・インストラクター
ややややせ型

主訴：	風邪
症状：	昨日の夜から、なんとなくのどが痛い（軽度の熱痰）、微熱があり（表寒証）、背中、首のあたりがぞくぞくする寒気がある（風寒表証）。くしゃみ、鼻水があり（寒邪犯肺）、鼻をかむと、水っぽい鼻水（寒証）。
舌：	紅、苔は少ない。（表熱証）＝熱証の判断がみえる
脈：	弦、数（熱証　痰飲）＝判断が微妙なところ
弁証：	外感風寒感冒
治療方針：	辛温解表
漢方処方：	葛根湯、桂枝湯　麻黄湯など

胃腸の不調や、下痢など、お腹にきたり、無理をして、放置しておくと、長引き、慢性的な不調の原因となりやすい疾患です。早めに養生し、しっかり治しておけば、回復は早いですが、疲労や寝不足、不摂生な生活を改めずに風邪をひいたまま、無理を重ねると、なかなか治らず、治しにくい慢性的な不調へと発展していきます。幸いこの方はこの処法で回復しました。もちろんこの間の食事も指導しています。

〈薬膳がゆがいい〉

この方におすすめしたのが、おかゆです。中医学では、漢方を選ぶとき、症状の性質に合わせて、方剤、すなわち生薬を組み合わせていきます。

それと同様に、食事についても、同じように考えて食材を選べばよいのです。

このような症状の場合、熱を和らげ、体を温める、特に肺を温める、そして、まだ症状が出てからそれほど時間がたっておらず、症状が体の表面にとどまっているので、汗を出し、発散させることにより、邪気を追い払うような食材を選んでいきます。

おかゆにする理由は、風邪の邪気というのは、たいていの場合、体の少し弱っている

風邪

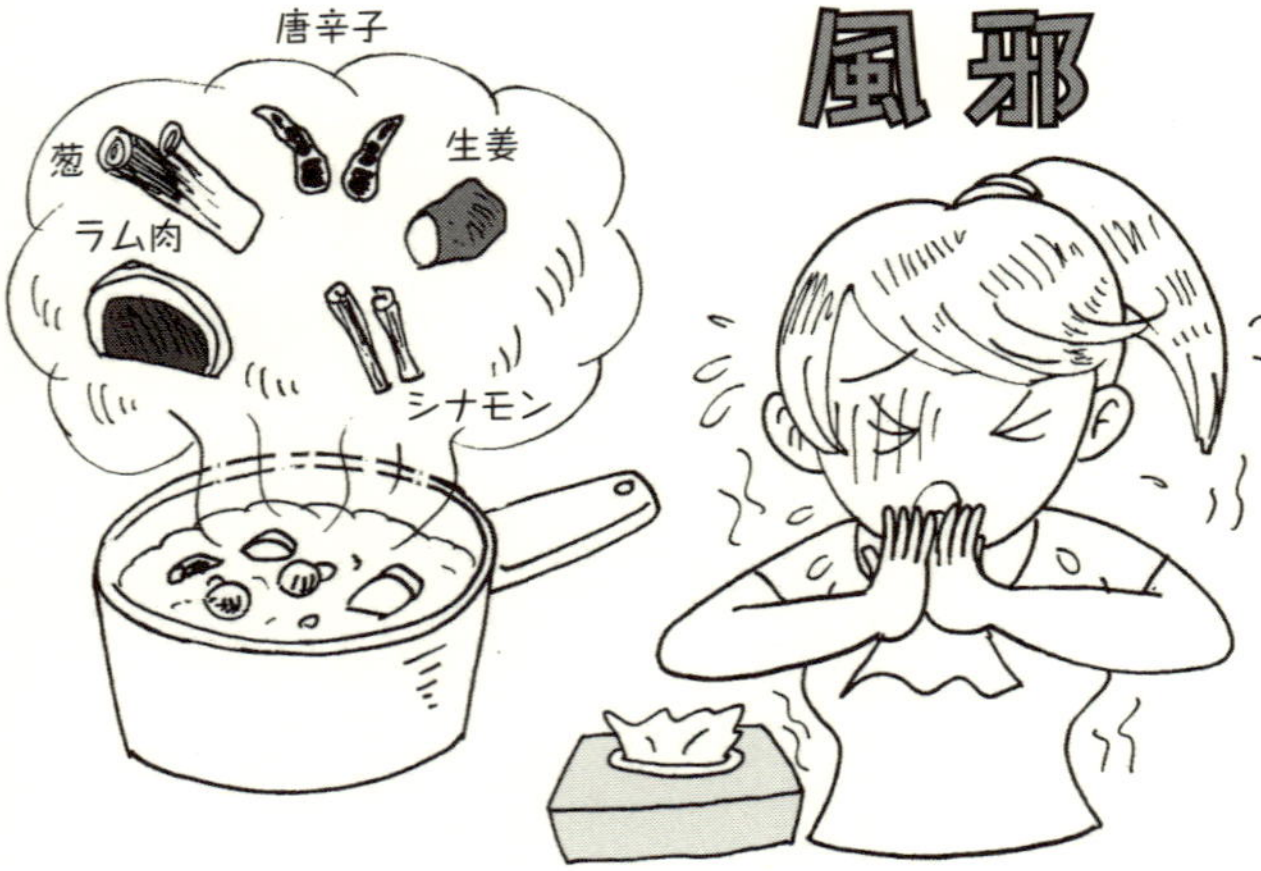

ときに、入り込んでしまいやすいものです。そのため、脾（胃腸）に負担のかからない、吸収のいい形で食材を体のすみずみに行きわたらせたい。そんなねらいが込められています。

〈選ぶ食材〉生姜、ニラ、羊の肉、唐辛子、シナモン、葱など。逆に体を冷やす食材や、冷たい飲み物、アイスクリームなどは、体調が回復するまでは極力控えたほうがよいでしょう。

症例2
8年越しの便秘でお腹や足まで太めに…

症例の2番目は、30歳の独身女性。便秘のことで相談にみえました。

女性は男性に比べると、もともと腹筋力が弱く、便秘になりやすいのですが、この方は現在の職場ではデスクワーク中心で、残業も多く、ときには深夜におよぶこともあるそうです。そうなると必然的に食事の時間も不規則となり、ひどいときは食事をとる余裕もないとか。この生活を続けているうちに便秘の症状もだんだんひどくなり、今では1週間も排便がないこともよくあるといいます。

会社員になった頃から、便秘を気にし始め、すでに8年になるそうです。生活環境は、一人暮らしを始めたこと、残業をすると夕食が深夜になることもたびたび。朝は、ぎりぎりまで寝ていたいため、急いで朝食抜きで出勤し、コンビニで軽くすませることが多いようです。

特に体が弱いわけではありませんが、どちらかというと、便はかたく、お腹が張ってつらく、気持ちが悪いときは、市販の便秘薬を買って服用しています。一時的には解消するものの、薬を飲まずに日々を過ごしていると、また便秘になるという繰り返し。

困ったことに市販の便秘薬も最初のうちは効果がありましたが、繰り返しているうちにだんだん効き目を感じなくなり、仕方なく他の便秘薬を探しては、それを試し続けています。現在の悩みは便秘とともに、体型のわりにはお尻や足が太めになってきたことです。

以上の経過を伺って、診断に入りました。身長は160㎝、俗にいう中肉中背型です。まず望診（相談者の外見を診る）では、顔色がやや紅い程度、便秘により長い間、腸内に老廃物が停滞してしまっていることから、お腹まわりを中心にぽっこり体型になっていること。また、お腹まわりに老廃物があることから、リンパの流れが停滞し、足が太め、セルライトなども気になることです。舌診は「淡紅《たんこう》」（薄い赤色）で、比較的、平均的な状態です。

問診では便はかたく排出困難ということですから、腸内の水分が不足していることがわかります。当然のことながら腹脹《ふくちょう》（お腹が張った状態）となり、消化機能も鈍っていると察しられます。生活環境はワンルームマンション住まい。通勤時間は徒歩5分と地下鉄を合わせ、片道30分あまり。休日は寝ていることが多くなるとのこと、運動不足は否めません。最後に切診《せっしん》（脈をみる）を行ないましたが、「弦《げん》」（楽器の弦をはじくような脈）あるいは「緊《きん》」（ピンと張り詰めた感じの脈）に近い感じでした。したがって肝胆経《かんたんけい》（肝臓や胆嚢に異常が見える症状）にも起因していることが伺えます。恐らく勤務多忙でストレスも多く抱えていると見ました。

以上の診断から、この方は「気機鬱滞《ききうったい》・腸燥便秘《ちょうそうべんぴ》」（気の流れが悪くなり、腸内の水分も不足気味で便秘となる）と弁証（病態を明らかに示すこと）しました。したがって治療原則は「行気導滞《こうきどうたい》・潤腸通便《じゅんちょうつうべん》」（気を通して腸を潤し、便通をつける）となりますから、「麻子仁丸《ましにんがん》加減」を服用するようすすめました。

便秘

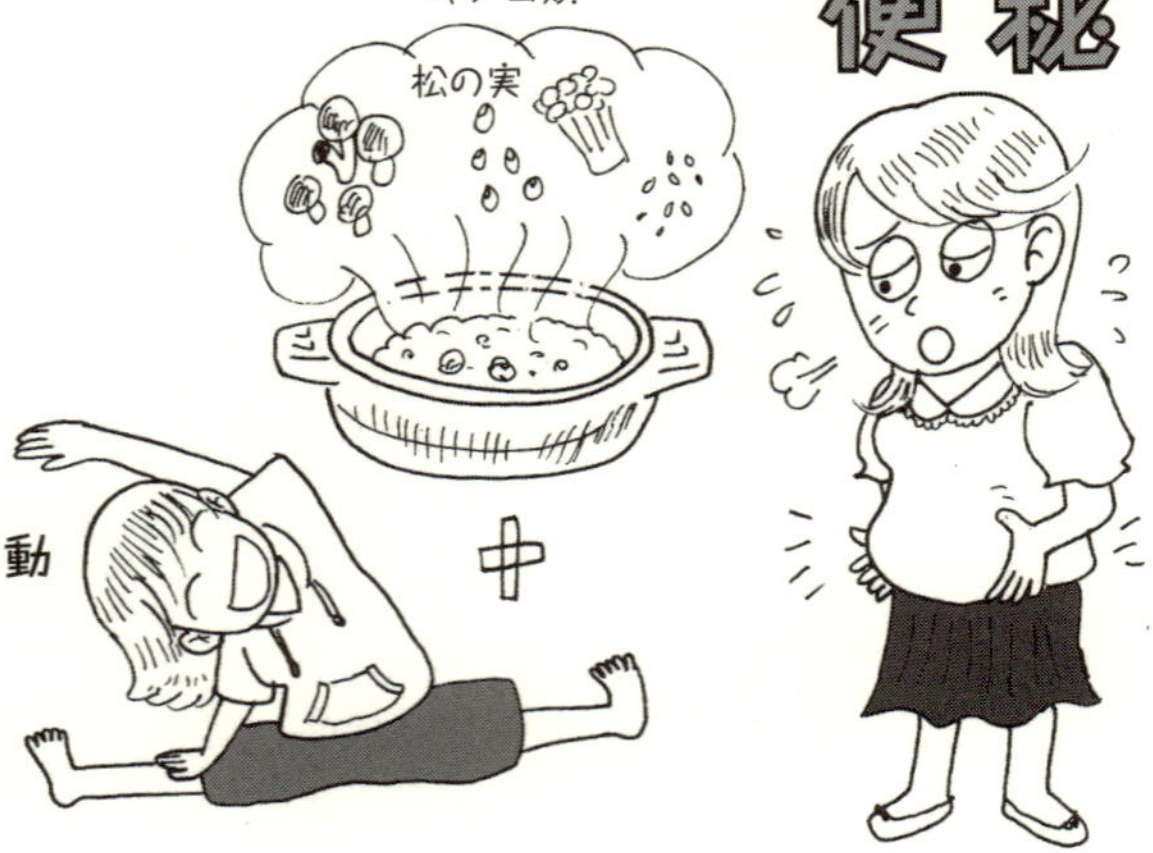

この方剤は腸の水分不足を解消し、消化機能も円滑になるように仕組まれた生薬の配合となっています。適度な運動もおすすめすると同時に食事の指導も行ないました。

3週間後の診断では便意の回復が起き始め、出なくても毎日排便を行なう習慣を守っているとの報告をもらいました。そして1カ月後には洋服のお腹まわりが少しゆるく感じられるようになり、それと同時に、食事制限などの特別なダイエットをしていないのに、4キロも体重が落ち、同時に長い間いろいろと塗り薬をぬっても治らなかった顔の口まわりの吹き出物、（ニキビ）が改善してきたとのことです。そして便秘が2日におよぶことはなく、気分も爽快との報告で安心しております。

〈薬膳がゆがいい〉

この方には毎朝おかゆを食べるようにすすめました。それも白がゆではなく腸の蠕動運動を活性化させ、かつ、胃腸に負担をかけずに通便の効果が期待できる胡麻、松の実などの種実類やエノキ、シメジなどキノコ類を加えたおかゆを。そして深夜残業の日でも、夜7時頃には何がしかの食事をとる努力をし、深夜の飲食は避けること。それで朝食がおいしくいただけるようになります。

〈選ぶ食材〉気の巡りをよくするラッキョウや山楂子《さんざし》、便通をよくするアロエ、ゴボウ、大根、蕪《かぶら》などを副菜とし、また、腸内を潤すように、ほうれん草やアスパラガス等も常備菜として一緒にいただくようにします。

症例2

30歳　女性
会社員　独身

ストレスを感受・腹脹型

主訴： 便秘

症状： 腹まわりが太くなり（腹脹・中焦の機能不調）、口もとに吹き出物が出る（脾胃気滞）、老廃物が定着気味と見る（納食減少・セルライト現象）。便秘がひどく市販の便秘薬を服用。一時的に解消してもすぐ便秘になる、ひどいときは1週間も出ない（気機鬱滞）。体重も増加気味。大便の状態は堅固で排便困難（腸内津液不足）

舌： 淡紅＝比較的平常レベル

脈： 弦又は緊（実証）＝肝胆経に負担がかかっている（肝鬱気滞）

弁証： 気機鬱滞　腸燥便秘

治療方針： 行気導滞　潤腸通便

漢方処方： 麻子仁丸加減　あるいは六磨湯加減

症例3
若い頃は飲めた酒量で二日酔いに…

40歳男性サラリーマン。

酒は強いほうだとある程度の自信をもっていたのに、今回の二日酔いで、40歳ともなると体力の衰えが始まったのではないか、と相談にみえました。

中医学の世界では天癸《てんき》といって、女性は7の倍数、男性は8の倍数で老化現象が進んでいくといわれています。男性の方なので、40歳は一つの体の節目の時期です。体力の程度は個人差がありますが、少なからず、10代、20代に比べたら、この年代からは、不摂生には特に気をつけなければいけない年頃です。

飲酒歴を伺うと、普段からお酒は好きで、時々は飲むほう。もっとも大学生の頃は部活動をしていたので、週1～2回のペースで飲み会に参加し、かなりの量を飲んでいたとか。体力は中程度、普段は酔うほど飲むことはあまりないのに、ここ最近、仕事が忙しく、残業などで睡眠不足やストレス、疲れを感じていたためか、先日の飲み会で、学生時代と同じぐらいの量のお酒を飲んでしまったところ、次の日、二日酔いに。年のせいかと体力の衰えを感じ、ショックだった。といった内容でした。

まず望診では外見は頑強そうな体格に見えますが、体力は中程度、すなわち、どのように働いても疲れ知らず…ではないレベルです。舌診では舌苔《ぜったい》が白膩《はくじ》（白くねばっこい感じの苔）なので、これは痰湿《たんしつ》が停滞（体内の水分や体液がにごり、滞っている）していることと、脾失健運《ひしつけんうん》（消化機能が不調である）が伺えます。原因はおそらく飲み会で飲んだアルコールが肝臓を疲れさせて上手く代謝されず、食べ過ぎで胃腸に負担をかけていることも考えられます。また、日常的にアルコールの摂取を続けていると、肝から胆（胆嚢）にかけての活動にも負担をかけ、胃の働きにも影響するので「痰」（水分の代謝が悪いため、体内にたまる粘稠な老廃物）を発生させます。今回の二日酔いはそれらの蓄積が結果として発症したことにつながったと見ます。

問診においても、二日酔いで気分が悪いといいながら、さらに深く分析すると、やはりめまいがする、吐き気はあるが吐かない、口の中が苦いなどの症状を示してくれました。これは本来胃の働きを助ける胆の役割が果たせず、胆の機能が鬱積し、結果として「痰」が元凶で二日酔いになったことを裏づけています。脈診をみても肝胆経に支障が見え、加えて痰飲（老廃物の一種）が悪い病症を引き起こすもとと なっていることが判断材料となります。

そこで処方として「黄連温胆湯《おうれんうんたんとう》」を服用してもらい、胆の機能回復と胃の活動をやさしく援護し、さらに気の通りを円滑にすることで、悪者である痰を溶かして排出させる方法を講じました。結果は二日も経たないうちに悪心は取れ、平常通りの勤務についていています。

漢方薬はやさしく効き目が現れるといいますが、この方剤は今現在の苦しみを早急に解決し、そのあと元凶となっている部分に対し、時間をかけながら癒していく性格の薬です。この方には最低2週間飲み続けてもらい、その後の症状を診ると経過が順調であったため、念をおして「保和丸《ほわがん》」を差し上げました。これは胃の活動

酒が残る

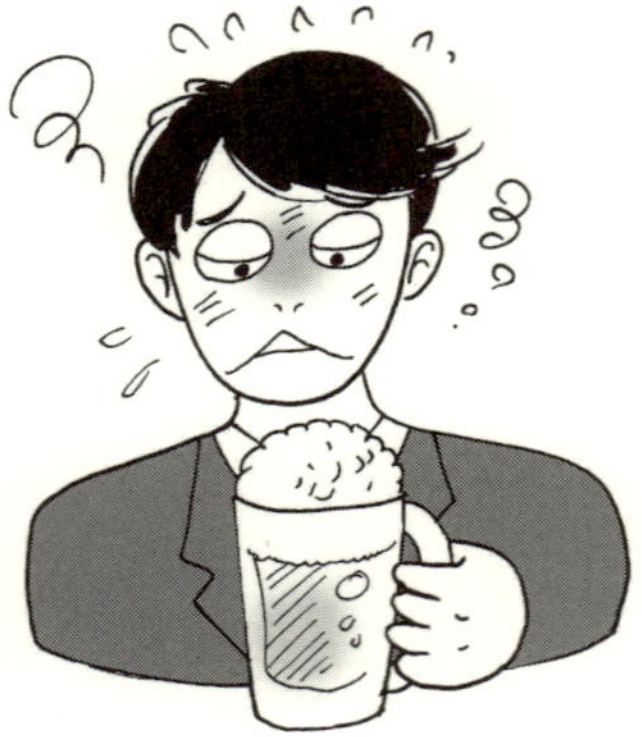

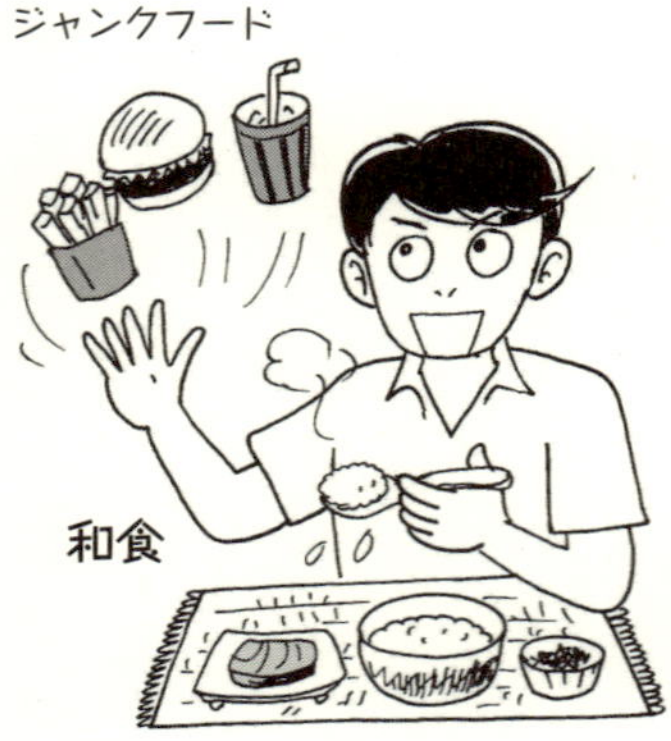

を援護するやさしい薬です。

〈薬膳がゆがいい〉

この方のような二日酔いを醒ますには薬膳がゆがいちばんです。まず茯苓《ぶくりょう》、陳皮《ちんぴ》、紅棗《なつめ》を米と一緒に炊きます。消化機能が回復するまで、脂っこいものや肉類などは控え、胃腸に負担をかけるものを避けたほうがよいでしょう。

そのあとは、次に挙げる食材を積極的に取り入れ、食生活の見直しを。

〈選ぶ食材〉　山楂子《さんざし》、莱菔子《らいふくし》（大根のたね）、山芋など（脾の機能を高め、消化能力を回復）、赤小豆など（余分に摂取してしまった水分を排出し、むくみを予防）、ウコンなど（解毒作用でアルコールの代謝排泄を促進）。また、パン食を改め、ご飯（おかゆなど）とお味噌汁など日本食の伝統を思い出し、食生活をジャンクフードやファストフード中心から、日本人が昔から食べてきた食事に戻していくのもよいでしょう。

症例3

40歳　男性
会社員　既婚

やや肥満気味、体型は頑強型、体力中程度

主訴： 二日酔い

症状： めまい、吐き気があるが吐かない、悪心、口苦（肝胆湿熱）、煩躁、胸悶感（胆鬱痰擾）、頭痛もある（肝陽化風）。軽度の胃痛、嘔吐はしていないがめまいと吐き気を催す（肝胃不和）。

舌： 舌苔が白膩（痰湿・食積）

脈： 弦・滑（肝胆病・痰飲・食積）

弁証： 胆鬱痰擾　肝胃不和

治療方針： 理気化痰　清胆和胃

漢方処方： 黄連温胆湯　保和丸

症例4
冷え症で、慢性的な頭痛や生理痛で痛み止めに頼ってしまう

冷え症を治したいという相談者がよくみえますが、この方のように若い女性が圧倒的。現代では、環境の変化、特にデスクワークが増え、冬も夏も、1年を通して頑固な冷えを感じる人が増えています。冬は外気が寒いことにより、寒邪の影響をうけ、また、気温の高い夏はオフィスの冷房、特に女性はスカートが多いことなどもあり、足腰が冷えやすく、慢性的な冷え体質になってしまっていることがあります。

ちなみに西洋医学では「冷え性」と書き、病気の範疇には入っていませんが、中医では「冷え症」という立派な病気扱いをしています。

望診＝相談者は25歳のOLの方。体型は中肉でやや小柄（150㎝くらい）。毎年風邪をひいて欠勤することがあり、また慢性的に頭痛や生理痛がひどく、痛み止

めの飲み薬を常にもっていないと不安だといいます。舌診では舌色が淡白で、舌裏面の血管は暗紫色で瘀血《おけつ》（汚れた血液・血管内に滞留する古い血液）があることがわかります。舌面の苔は白膩《はくじ》（白くべっとりとした苔）ですから痰湿《たんしつ》（たちの悪い老廃物が体内にたまっている）があることもわかります。

問診＝生活環境からみても頭痛、生理痛、生理不順などの症状が見られる点から、血行不良による慢性的な不調に発展していくことが考えられます。

血の巡りが悪くなり、瘀血の状態に至ります。また舌の色が淡白なので、血行の悪さにまで発展しているのがわかります。このような状態が続くと老廃物がたまりやすく、肌がくすんできたり、むくみが出たり、その影響で、代謝が落ちてくるので、さらに、血や気の巡りが悪くなるといった悪循環を呼びます。脈診は促《そく》でした。これは脈拍がだんだん速くなって途切れますが、短時間で回復するタイプですから気滞血瘀《きたいけつお》で血虚《けっきょ》を示します。

これらの状態をまとめて弁証（病態を明らかに示すこと）しますと、「気滞血瘀」「血虚」による血行不良の冷え症といえます。したがって治療方針としては「行気《こうき》活血《かっけつ》」「散瘀《さんお》」「補血《ほけつ》」の方法をとります。それには「逍遥散《しょうようさん》」という方剤に桃仁《とうにん》や紅花《こうか》を加えて瘀血を散らし、力のある血液を増やす効果を高め、これを服用するようすすめました。

なお、頭痛や生理痛に対処するための市販の止痛薬は即効性がありますが、習慣的に飲むことで、さらに血行を悪くし、冷えを助長してしまいます。また、体質を改善する効果も残念ながらありません。やはりここでおすすめしたいのが、根本的な体質改善です。まず体を温め、気、血を補う。そして、血や気の巡りをよくする食材を選ぶことです。

また、シャワーでなく入浴で体を温めるようにし、普段から、腹巻をする、少し厚めの下着を着用する、女性であれば、サイズのきつい下着を避けるなど、体を冷やさない工夫が大切です。

〈薬膳がゆがいい〉

この方におすすめした薬膳がゆは、当帰《とうき》、茯苓《ぶくりょう》、生姜《しょうきょう》、甘草《かんぞう》を加えたものです。

これは「逍遥散」の効能を助ける働きがあります。冷たい飲み物の多飲や、アイスクリームなどの食べ過ぎは、体をさらに冷やし、特に胃腸を冷やし過ぎてしまうため、控え目にすることです。

〈選ぶ食材〉 おかゆのほかによくとりたい食材として、気の通りをよくして血液循環をアップする山楂子《さんざし》、茴香《ういきょう》、エシャロット、アシタバ、紅麹《べにこうじ》、納豆、オクラ、チンゲン菜、ニラ、青背の魚類などがあります。瘀血を取り除くには右の食材のほか、菜の花、フキ、蓮根、クランベリー、サフラン、それに補血の働きがある黒豆、松の実、木耳、ほうれん草、金針菜、竜眼肉《りゅうがんにく》、アナゴ、牛・豚・鶏のレバー等を加えることも効果的です。

症例4

25歳　女性
OL　一般事務職
体型は中肉中背

主訴：　冷え症

症状：　毎年風邪をひいて欠勤することあり（営衛不足）。
慢性的頭痛、生理痛がひどい（気滞血瘀）。
手足指先が冷えて冷たい（気血不足）。

舌：　淡白（気血不足）、舌裏血脈は暗紫色（血瘀証）、舌苔は白膩（痰湿）

脈：　促（脈拍が速くなって途切れ、短時間で回復）＝（気滞血瘀）

弁証：　気滞血瘀　血虚

治療方針：　行気活血　散瘀補血

漢方処方：　逍遥散加桃仁紅花

症例5
生理不順・生理痛でもホルモン剤は飲みたくない

「ずっと生理不順で婦人科に相談したら、ホルモン療法をすすめられたけど、薬って所詮は化学合成されたもの。飲んでいる間は少しよくなるかもしれないけど、やめたら結局また同じ症状が出るでしょ？　根本的には体質を変えないといけないと思うのだけど、どうすればいいの？」

こんな相談をしてきたのは、28歳、教員を務める女性。5年くらい前から生理痛があり、激しくなったり軽くなったりを繰り返している。そして「毎回、決まって生理のときは気分がブルー。市販の痛み止めをあまり飲むのはよくないってわかっているんだけど、飲まないと仕事に差し支えるでしょ？　痛みがあると仕事の効率が落ちるのよね。毎回のことでいやだからどうにかしたい」、と深刻です。

そこでもう少し生理の状況や、痛み具合などを聞いてみると、血の塊があり、お腹が張るように痛むとのことで、体質を聞いてみると、どちらかといえば冷え症気味で、顔色もやや薄暗い感じ、舌診をしてみると暗紫色の瘀斑《おはん》がしっかりとついています。これで瘀血があることが伺えます。

また、生理の周期は正常でも、月経前1～2日は下腹部に隠痛《いんつう》（しくしくと痛む）があり、怒りっぽくなることもあり、よくため息が出て、乳房が脹り、触れないほど痛い状態になることもあるようです。これは肝機能の疏泄《そせつ》機能（疏通伝達）が失調気味であることを示しており、肝鬱《かんうつ》（うつ症状の一つ）の症状であるとみます。

ここで瘀血による症状はどのようなものか、その特徴を列記してみます。

- **疼痛**…針で刺すような痛み、部分は固定、昼軽く夜重い、人に触れられるのも嫌う
- **腫れて塊ができる**…皮膚の色は青紫、かたくて圧痛がある
- **出血**…血の色は紫暗色、ドロドロした塊が含まれている
- **表情**…顔面、口唇、爪の色は紫暗色、舌は紫暗色あるいは瘀斑あり
- **脈**…細渋《さいじゅう》、沈弦《ちんげん》、または結代《けったい》（血液循環の活動が疲れ気味）が見られる

この女性の場合、教員という仕事柄、デスクワーク中心のOLとは異なるハードな勤務が続くわけで、それなりの苦労もついて回ります。

診断の結果は肝気鬱結《かんきうつけつ》（肝機能の活動が委縮あるいは停滞しウツ状態を招く）および血瘀証《けつおしょう》（血管内に停留する古い血液が体調に悪影響を与える）と弁証（病態を明らかに示すこと）し、治療方針は疏肝理気《そかんりき》（気の巡りを調え、肝機能が活動しやすくなる）、活血調経《かっけつちょうけい》（血液循環が活発になり、生理も順調に行なわれる）をとります。これに準じた方剤は逍遥散《しょうようさん》＋舒肝丸《じょかんがん》とし、様子を見て当帰芍薬散《とうきしゃくやくさん》、あるいは血府逐瘀湯《けっぷちくおとう》をすすめるようにプランを立て、服用してもらっています。結果として、この方は血府逐瘀湯が合っていました。こういうケースは個人差があることを承知の上で処方すべきです。

〈薬膳がゆがいい〉

普段の食べ物を聞いてみると、一人暮らしでついつい料理をするのが面倒になり、お惣菜屋さんやコンビニ弁当に頼ることが多く、なかなかバランスのよい食事がとれていないことがわかりました。そこで毎朝、消化にもよく、食べやすくバランスを考えたおかゆをおすすめしました。おかゆ釜などがあれば、夜、就寝前に薬膳粥をタイマーセットすれば、翌朝の目覚めとともにおいしいおかゆがいただけます。

〈選ぶ食材〉 日常的には、血の巡りをよくし、また、生理で失われる血を補う食材を特におすすめします。それには山楂子《さんざし》、茴香《ういきょう》、エシャロット、紅麹《べにこうじ》、納豆、オクラ、チンゲン菜、ニラ、魚類ではイワシ、アジ、鯖等を工夫していただくようにしましょう。

たまに、食物繊維をとろうと、コンビニサラダなどを食べるようですが、生野菜はあまり食べ過ぎてしまっても、体を冷やす原因になることをお伝えし、特に夕刻から寝る前、遅くに夕食をとる場合などは、できるだけ温野菜にするよう、アドバイスしました。

症例5

28歳　女性
教員
血色が少々黒ずんだ感じのタイプ

主訴： 生理痛

症状： 月経周期は正常、月経前１～２日は下腹部に隠痛があり、胸脇脹満で怒りっぽくなる（肝気鬱結・気滞血瘀）。経血量は中程度、色は黒っぽく血塊あり（血瘀証）。

舌： 瘀斑（血瘀証）

脈： 弦・細（肝胆痛証、痰飲）

弁証： 肝気鬱結　血瘀証

治療方針： 疏肝理気　活血調経

漢方処方： 逍遥散＋舒肝丸　あるいは当帰芍薬散、血府逐瘀湯（経過を見ながら判断する）

米山　敬子（よねやま・ひろこ）　薬剤師　國際中医師
東京都出身、東京理科大学薬学部製薬学科卒業、国立北京中医薬大学日本校中医薬専科を2009年卒業。國際中医師、国際薬膳師、医学気功整体師。

第2章

知識編

未病から治す

〈未病をキャッチするには〉

気《き》・血《けつ》・水《すい》（津液《しんえき》）のチェックから！

気・血・水（津液）とは

陰陽のバランスで健康を見ることは第1章でお話しさせていただきました。そこで、実際にその陰陽のバランスをとるために働いている物質が、気・血・水です。これは人体を構成し、生理活動を活発化させる基本物質で、お互いに連携し合いながら生命活動を営んでおり、そのバランスが崩れると陰陽のバランスも崩れます。気・血・水と陰陽は表裏一体です。

そして、気・血・水を理解する上で知っておきたいのが、五臓のこと。五臓とは、心・肺・脾・肝・腎の5つを指し、気・血・水を生成し、貯蔵しています。

〝未病〟は、この気・血・水のバランスが崩れることから始まります。そこでこの章で気・血・水を理解しながらあなたの気・血・水の状態をチェックしてみてください。未病のサインが出ていませんか？

※「水」は中医学で「津液」という

「気」とは、元気、やる気などをもっと深く追求したもの

「気」というと、「元気がない」「やる気が出ない」「気持ちが悪い」「気のせい」など、いろいろと浮かんできますが、この「気」について徹底的に掘り下げたものが中医学的な「気」になります。

目で見えるものに対しては誰でも信用しますが、気という直接見えないものはなかなか納得してもらえないようです。ましてや、科学で証明できない事柄になるとますます遠ざかり、人々に理解してもらうまでの苦労を伴うのが、この「気」です。

「気」には、大きく分けて、〝先天《せんてん》の気〟と〝後天《こうてん》の気〟があります。先天の気は、「元気」「原気」「真《しん》気」ともいい、両親からもらった気で、うまれながらにしてもっ

ているものです。これは「腎」に納まっていて、補充できません。生きている限りこの先天の気を使うため、減っていく一方です。

この減っていく先天の気をフォローするのが、後天の気です。これは自然の大気を鼻から吸って綺麗な「清気」を肺に取り込んだものと、自然界の命をいただいている食べ物がもっていた「水穀の気」「穀気」を合流させたものです。

気は、人体を構成し、人体が生命を維持するための基本物質であります。また、臓腑の生理機能のことも気と表します。呼吸を司り、血の運行をコントロールし、津液（体内の水分）をうみ出す働きなどさまざまな活動をしています。

気の生理作用

推動《すいどう》作用：臓器組織の活動を促進し、血脈（血管のこと）や経絡の流れを通す作用。

温煦《おんく》作用：一般に種々の活動性は、冷えると減退し、温まると増大します。そこで体温の維持を図り、臓器組織を温めてその活動を促進する作用のこと。

防御作用：皮膚を保護し、外からのバイ菌や冷え・湿気などの侵入を防ぐとともに、侵入した病邪と闘争する作用。

固摂《こせつ》作用：人体を構成する物質（気・血・水）が必要以上に体外に流出しないよう、留めようとする作用。

営養作用：食物などから得た栄養と呼吸から得た酸素を人体の各部に運ぶ血液を、すみずみまで巡らせる作用。

気化作用：生命体の体内では、必要に応じて気・血・水（津液）が相互に変換されたり、気・血・水（津液）のもととなる根源エネルギーに変換されて命の営みが調整されています。この必要に応じた変換作用を司るのも気の働き。津液を代謝過程中で汗や尿に変化させるのも気の作用です。

未病の発端「気」のトラブル

では、気が不足したり、流れが悪くなるとどうなってしまうのでしょうか。

●気が不足することを「気虚」といいます。

気虚：めまいが起こる、呼吸が弱くなる、無気力になりがち、疲労倦怠感が増す、活動すると、さまざまな不快な症状（不定愁訴）が現れる。舌の色は淡く、脈も力がない、弱い脈となる、といった症状が現れます。

●気の流れが滞る状態を「気滞《きたい》」といいます。

気滞：臓腑、あるいは経絡の中で気の流れが悪くなり、通路を阻まれて渋滞が起きている状態。

次のような症状が出てきます。悶脹《もんちょう》（悶は塞がり、悶える、煩悶《はんもん》するという意味。これが胸や脇腹などで膨張するような苦しさが起きることを示す）といい、あちこちで痛みが出たりします。

●気の流れが反対になることを「気逆《きぎゃく》」といいます。

気逆：体の中の気の流れには決まった方向があり、この流れが乱れて気が反対に流れることを「気逆《きぎゃく》」といいます。「気逆」が起こると次のような症状を招きます。

＜代表的な３つの「気逆《きぎゃく》」とその症状＞

肺《はい》気《き》上逆《じょうぎゃく》	咳嗽《がいそう》	痰を伴う強いせきが続きます。
	喘息	呼吸が促拍状態となり、呼吸時にゼイゼイと音を発し、苦しい状態となります。
胃《い》気《き》上逆	呃逆《あくぎゃく》	しゃっくりのこと。
	噯気《あいき》	ゲップのこと。
	悪心《おしん》	吐き気を催すが、胃の内容物を吐かせない状態で、胃液のみ吐き出す症状。
	嘔吐《おうと》	胸が苦しく、胃の内容物を吐き出すこと。
肝《かん》気《き》上逆	頭痛	「血管・筋肉・神経」のいずれかに原因があり、頭が痛むこと。
	眩暈《げんうん》	めまいを意味しますが、「眩」は目がかすんで眼前が暗くなることを意味し、「暈」は目がぐるぐる回る状態を示します。
	昏厥《こんけつ》	卒倒する、気絶する、意識が不明な状態になること。
	吐血	文字通り血を吐く状態。

気の充実度チェック

各項目に該当する場合にチェックを入れていただき、チェックがついたものの合計で判断します。

1	むくみやすい	2	
2	頻尿、夜間尿がある	2	
3	冷え症	3	
4	声が細く、大きな声が出ない	3	
5	胃がもたれやすい。食が細い	3	
6	軟便、下痢をしやすい	3	
7	疲れやすい。だるくなりやすい	5	
8	風邪を引きやすい	5	
9	よく息切れがする	5	
10	舌は色が淡く、大きくむくむ。 舌辺に歯痕が見えることもある	5	
		合計	

12点以上は、気が少なくなっています。気が少なくなることで、気虚になり、先ほど示した症状が現れます。補気の作用がある食品で気を補うことが大切です。

【これに適する食材】
小麦、大麦、裸麦、糯米、アワ、蕎麦、トウモロコシ、大豆、蚕豆、えんどう豆、莢豆、ササゲ、葱、ニラ、ニンニク、生姜、南瓜、山芋、八つ頭、里芋、じゃがいも、唐辛子、蕪、セロリ、蓮の実、椎茸、桃、サクランボ、栗、松の実、菱の実、ライチ、龍眼肉、葡萄、棗、牛肉、豚肉、羊肉、牛筋、兎肉、鶏肉、鶉卵、平目、鰤、鰹、鯖、イカ、蛸、アゲマキ。

気の流れ度チェック

各項目に該当する場合にチェックを入れていただき、チェックがついたものの合計で判断します。

1	眠れない。よく夢を見る	3	
2	口の中が苦い味がする	3	
3	よくため息をつく	3	
4	片頭痛がよく起こる	3	
5	下痢と便秘を交互に繰り返す	3	
6	のどに物が詰まったような不快感がある	3	
7	不安や憂鬱感がある。イライラする。怒りっぽい	5	
8	胃やお腹が張り、ゲップやガスが多い	5	
9	生理の周期が不調。生理前に下腹部や乳房が張る（女性）	5	
10	両脇のあたりが突っ張る感じがする（男性）	5	
11	舌は両端が赤く、苔が多い	3	
		合計	

14点以上は、気の流れが悪くなっています。気の流れを正常に戻すことが大切です。

【これに適する食材】
大麦、春菊、ピーマン、高菜、大根、薄荷、ラッキョウ、ライチ、橘。

「血《けつ》」は、中医学では広い範囲を示す

中医学でいうところの「血《けつ》」は西洋医学でいう「血液」よりも解釈の範囲が広く、単に赤色の液体だけを指すのではなく、栄養物質、精力源など、人体活動に欠かせないエネルギー源を含めたものまで表現します。

血は、飲食物が口から入り「胃」に収まると「気」の助けを借りて液状になります。それが脈（血管）に入ると変化して赤く粘稠な液（血液）になり、全身を巡り人体を構成し、生命活動を維持します。

「血」という物質の基礎は「精と気」[※1]から成り立っています。また、血は後天の気と水（津液《しんえき》）によってうまれます。

血の役割は、全身の各組織器官を栄養し、滋養し潤します。体の内側では、経絡の中を巡り、栄養分を全身に行きわたらせ、外側では、五体、五官、九竅[※2]に絶えず栄養し、滋潤《じじゅん》します。

また血の働きは、五臓と大きく関わっており、以下の関係があります。

心《しん》は、血液の循環の中心です。
肝《かん》は、血を貯蔵しています。
脾《ひ》は、血を統括しています。
肺《はい》は、気を司ると同時に心《しん》を助け、血の運行を促進します。
腎《じん》は、血液をうみ出す根源の働きをし、血液や体液などすべての体内の水分（津液）をコントロールしています。

中医学の専門用語

※1

精《せい》**とは：**生命活動を支える根本的な物質。

人体の機能活動のすべてを支えている根本的な精力のことです。

精には先天の精と後天の精との区分があり、それぞれ作用の役割分担があります。

先天《せんてん》**の精**《せい》	生殖や発育を司り、衛気・元気の根源となります。
後天《こうてん》**の精**《せい》	水穀（飲食物）が化生した物質であり、生理活動のエネルギー源となります。

※2

九竅《きゅうきょう》**とは：**人体の表面には9つの穴があるという意味です。目・鼻・耳とそれぞれ両側にあり、これで6つ。口が1つで合計7つ、あとは下半身に排出孔が2つ。全部で9つの穴があります。

未病の発端「血」のトラブル

●血が不足することを「血虚《けっきょ》」といいます。

血虚：顔色が蒼白くなる、あるいは萎えた感じで黄色みがかった顔色になる、唇や爪の色が薄い、めまい、動悸、不眠、手足のしびれ、月経不調（少ない、周期が遅れる、閉経など）、舌の色は淡白、脈のタイプは「細」、あるいは「無力」となります。

●血の流れが滞り、血が汚れていることを「瘀血《おけつ》」といいます。

疼痛《とうつう》：針で刺されたように痛み、触るとよけいに痛む。

出血：打撲の覚えもないのに紫暗色の血がアザとなり慢性的に出血。ひどくなるとタール状になり、血の塊を伴うことがあります。

チアノーゼ：唇や爪が青紫色となり、舌に紫暗色の瘀斑《おはん》が出てきます。舌を上に上げて裏側を見ると、2本立って見える太い血管が紫暗色になっています。

しこり：腹腔内の腫瘤《しゅりゅう》や外傷性の腫瘤が発生し、疼痛を伴います。

その他：顔色が紫暗色、皮膚が乾燥して魚の鱗《うろこ》のようになったり、紫暗色の瘀斑が出てきたりします。脈は渋が特徴です。

瘀血がもたらすさまざまな病気が人々の生活を悩ませますが、なぜ「瘀血」ができるのかその原因を知ることも重要です。特に瘀血に悩む若い女性が年々増加の傾向にあります。一般に病院で診察をうけても現代医学では「異常なし」。しかし、本人にとっては気分はすぐれず、痛みは一向に治まりません。こんなときはまず「瘀血」であることが多いでしょう。鏡の前で自分の舌を見ましょう。紫暗色の瘀斑は出ていませんか？

気虚　血の循環がにぶる ―― 血行が遅滞となる

気滞　気の活動が損なわれている

血寒《けっかん》　冷えで血管が収縮してしまう

血熱《けつねつ》　血と熱の邪気が結合してできる

→ 臓腑や血管内に血液が停留して悪化する

血の汚れ度チェック

各項目に該当する場合にチェックを入れていただき、チェックがついたものの合計で判断します。

1	疲労倦怠感がある	2	
2	何事も無気力だ	2	
3	顔色が全体に暗い	2	
4	外傷に疼痛が伴う	3	
5	ずっとつらい局所的な痛みがある	3	
6	出血の色は紫暗色。 血塊を伴うこともある	3	
7	出血は慢性的に反復する	3	
8	痛みの箇所は固定的	5	
9	針で刺されるような痛み	5	
10	唇や爪が青紫色となる。 舌は紫暗色、あるいは瘀斑点がある	5	
		合計	

12点以上は血液の汚れ、あるいは滞留している部分があることを示します。いわゆる瘀血です。まず、血行をよくすることと、血液そのものをきれいにしなければなりません。そのために次のような食材を選びながら食事を組み立てます。

【これに適する食材】
紅麹、黒豆、菜の花、小松菜、ふき、なす、蓮根、ニラ、三つ葉、パセリ、山楂子、カカオ、クランベリー、グレープフルーツ、金木犀、はまなす、サフラン、豚足、赤貝、黒砂糖、酢、辛子。

血の流れ度チェック

各項目に該当する場合にチェックを入れていただき、チェックがついたものの合計で判断します。

1	シミ、ソバカスが多い	2	
2	便が黒っぽい	2	
3	顔や唇の色が暗い。あるいは唇に紫暗色の斑点がある	3	
4	よく肩こりや頭痛になる	3	
5	慢性的な関節痛がある	3	
6	おできや腫瘍など、体にしこりができやすい	3	
7	動悸がする、不整脈がある	3	
8	生理痛がひどい。生理にレバーのような血塊が混じる（女性）	5	
9	皮膚の毛細血管が浮き出ている（男性）	5	
10	下肢の静脈瘤が目立つ	5	
11	舌は紫色に近い。黒いシミのような斑点がある、舌下静脈が太い	7	
		合計	

14 点以上は、血の流れが悪化して血液の精度が落ち、瘀血《おけつ》を招きさまざまな体調不良を引き起こします。血液の内容を活性化させる食品をいただきましょう。

【これに適する食材】
黒米、栗、ちんげんさい、セロリ、三つ葉、蓮根（生）、赤貝、酢。

体内の水だけではない「水（津液《しんえき》）」

日本漢方では「気・血・水」といいますが、中医学（中国漢方）では「水」を「津液《しんえき》」といいます。現代医学では「体内の水」といいたいところですが、津液はもっと広い意味があり、「人間の身体は成人で60％が水分である」というときの水分は、ただの水ではありません。津液（水液・体液）は身体の中の一切の水分の総称なのです。

津液は人体を構成し、生命活動を維持する「基本物質」です。その内容は、大量の水分と、栄養物質です。また、人体のある種の分泌液（泪・涎・唾・汗など）も「津液」といいます。尿や便を指す場合もあるので間違いを起こさないようにしてください。これは文章の前後関係で判別するより仕方ない話です。

さらに、津液を中医学では次のように区分し説明しております。

津：サラサラと流れる希薄状のものをいい、流動性が大きい。皮膚・肌肉（筋肉）・九竅の中に散布し、常に滋潤作用、潤いを施しています。

液：濃厚でクリーム状、または軟骨なども含み、流動性は少ない。骨節や臓腑・脳髄の中に注ぎます。そして養分で各部を潤い充たします。

津液は脈外（血管の外側）にあり、血液以上に広範囲に分布し、各組織器官に広く活動します。

津液の生いたちと体内で利用されるまで

まず飲食物が「胃」に入り、ここで消化しやすく細かく砕かれ小腸へ送られます。西洋医学ではこの中から栄養成分を血管に送り、身体細部に栄養分を届けることになりますが、中医学は小腸から栄養成分を「脾」に送り、ここで霧のような精微物質に変化させ、これを人体のいちばん高いところにある臓、すなわち「肺」に送り、血液と津液（体内水液）に区分けされます。血液は血管の中を流れますが、津液は人体の細部に至るまで栄養成分を行きわたらせるように輸布（広げる）します。使用後の津液は「腎」に集まり、ここで使える分はまた「肺」に送り、再び人体の活動に利用します。一方汚れた水液は膀胱に送り、尿となって体外に排出します。同様に「肺」でも使い古した水液を汗に変えて体外に排出します。このように供給と排出の繰り返しで体調のバランスをとっているのです。

未病の発端「津液《しんえき》」のトラブル

●津液に関する病は、「津液不足」と「水液停滞」の2つが主な原因となります。

津液不足：口やのどが乾燥する、唇がひび割れする、皮膚が乾燥してつやを失う、尿の量が減少する、大便が乾燥気味となる。舌色は紅で乾燥気味、脈は細《さい》で数《さく》となる。このような症状が見られます。

水液停滞：厳密に分類すると、風痰・熱痰・湿痰・燥痰に分けられます。一例として風痰の場合：めまい、卒倒、口や眼がゆがむ、手足のしびれ、舌がこわばって話ができない、ひどくなると半身不随になることもあります。水液が停滞する原因は、水液の代謝を司る肺、脾、腎の機能が失調することによって発症します。通常はむくみのもとになったり、痰や腫れなどが出ます。

津　液

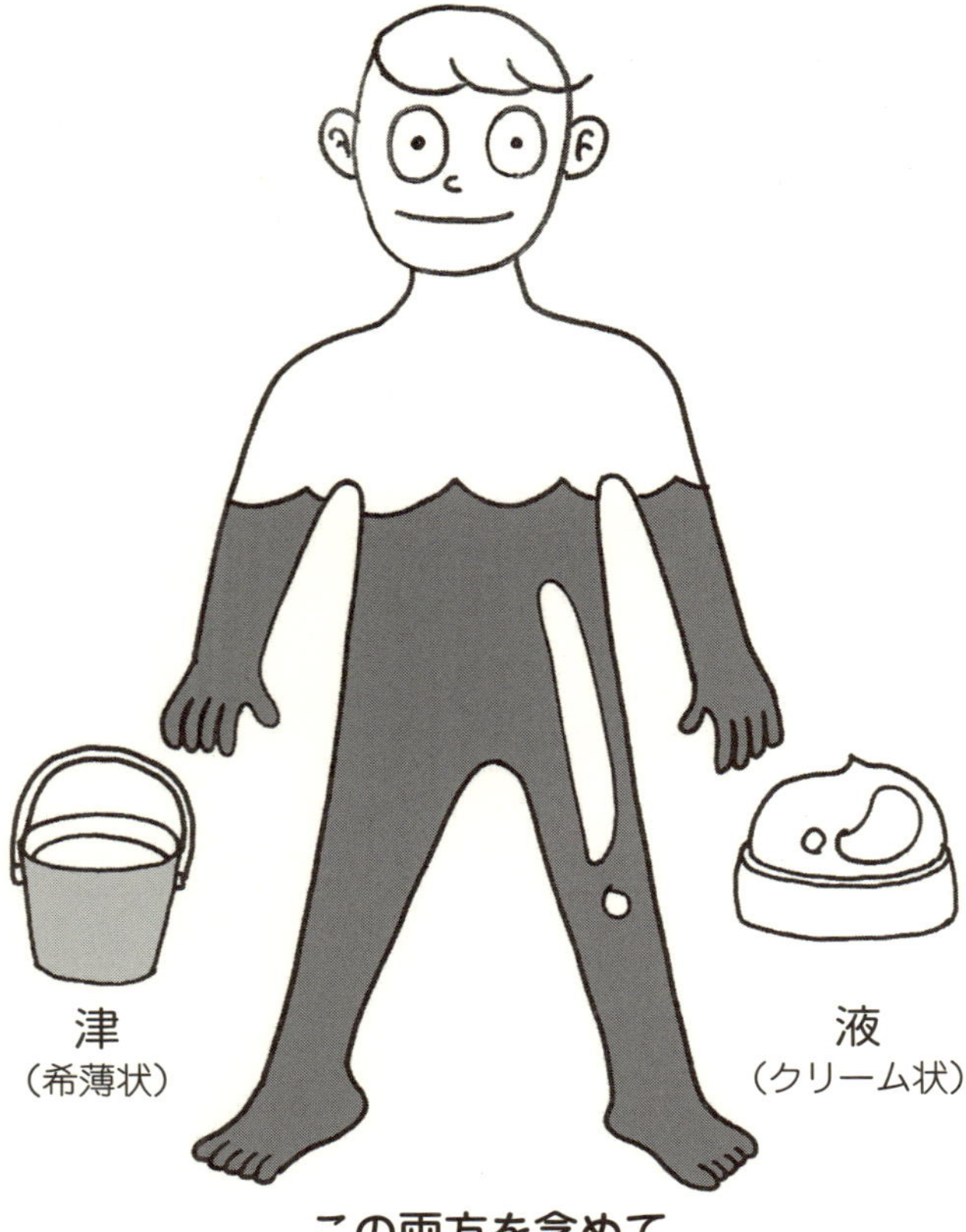
津
（希薄状）
液
（クリーム状）

この両方を含めて
体の 60% が水分と
いわれています

水（津液）の充実度チェック

各項目に該当する場合にチェックを入れていただき、チェックがついたものの合計で判断します。

1	夕方以降になると微熱が出やすい	3	
2	顔色が赤い	3	
3	空咳が続く	3	
4	目が乾きやすい	3	
5	耳鳴りがする	3	
6	口やのどが渇き、冷たいものを欲しがる	3	
7	便がコロコロしている。便が出にくい	3	
8	寝汗をよくかく	5	
9	のぼせ、ほてりがある	5	
10	舌は赤い。表面に裂け目があり、苔は殆どない	5	
		合計	

12 点以上は、津液不足になります。体の中の津液を補充する食品をとるように心がけましょう。

【これに適する食材】

豆腐、トマト、越瓜、白木耳、黒くわい、梨、リンゴ、桃、李、枇杷、ライチ、スターフルーツ、レモン、石榴、蔗糖、棗、ハム、牛乳、酒粕。

水（津液）の代謝度チェック

各項目に該当する場合にチェックを入れていただき、チェックがついたものの合計で判断します。

1	肌が脂性、 または吹き出物ができやすい	2	
2	頭が重い	2	
3	よくめまいと吐き気がする	3	
4	痰が多い	3	
5	軟便、下痢をしやすい	3	
6	むくみやすい	3	
7	太っている。水太り	5	
8	血中コレステロール値、中性脂肪値が高い。体脂肪率が高い	5	
9	体が重だるい	5	
10	舌は表面に 厚くてベトベトした苔が多い	5	
		合計	

12 点以上は、水液停滞になります。代謝が滞っていますので、正常に戻す作用がある食品をとるように心がけましょう。

【これに適する食材】

豆乳、春菊、芥子菜、筍、コールラビ、大根（生）、玉葱、黒くわい、ヘチマ、生姜、マッシュルーム、サクランボ、梨、キンカン、西瓜の種、ピーナッツ、枇杷、エビ、ハマグリ、クラゲ、燕の巣、海苔、ウーロン茶。

【舌診と脈診】

各症状の解説に必ず登場するのが「舌の色やかたち、あるいは舌の上に付着している苔の状態」や脈のタイプ。脈のほうは経験豊富でなければ無理ですが、舌の様子なら、少し訓練すれば誰でもある程度の判断ができるようになります。朝、歯を磨くとき、鏡の前で自分自身の舌を見てみましょう。ただし暗い洗面所では正しい判断はできません。太陽が窓から差し込む明るさを基準として、電気照明でもそれに匹敵するくらいの明るさが欲しいところです。

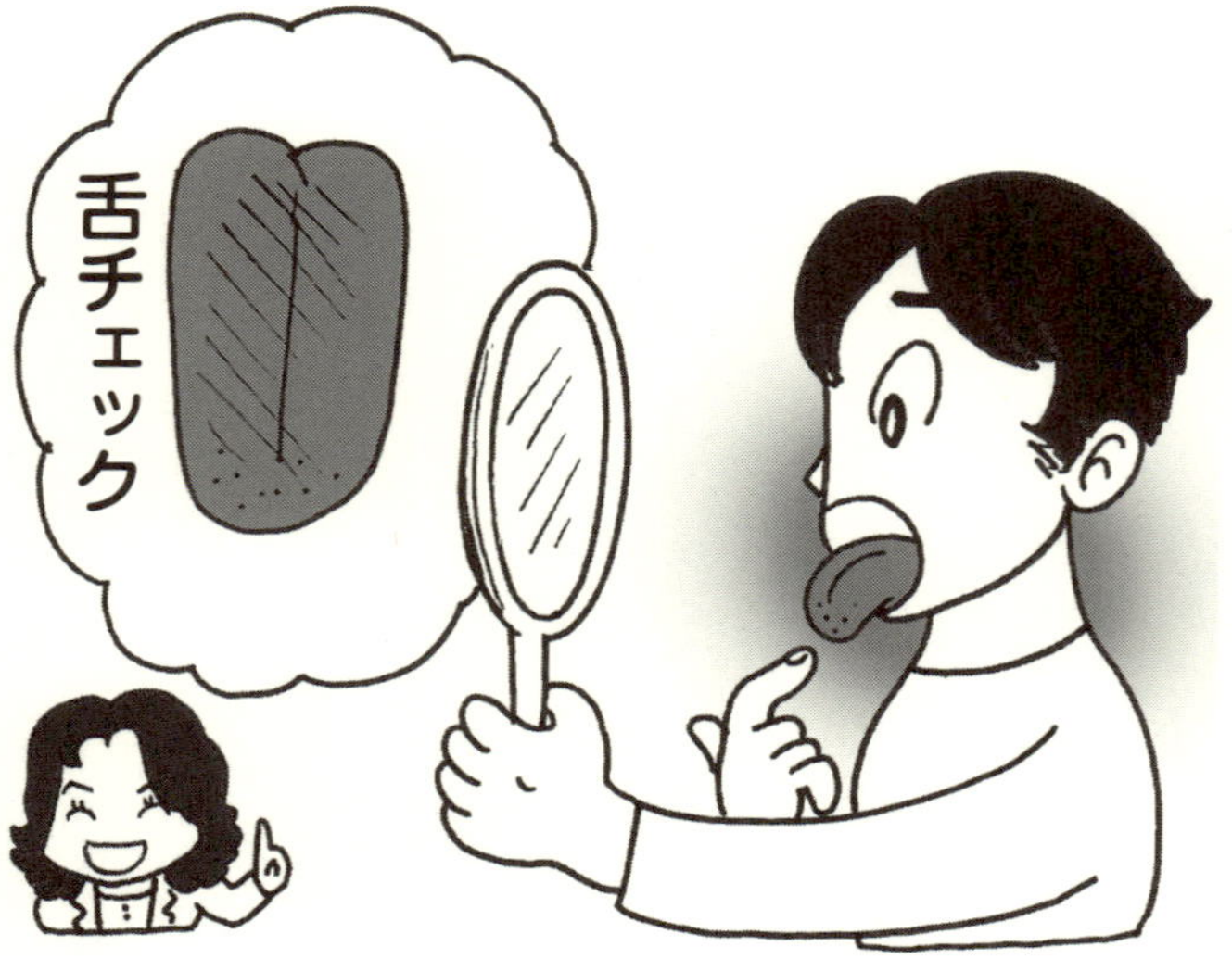

舌診

健康な舌：舌の色は薄い紅色で、舌苔は薄い白が健康な状態であると判断します。

舌の色：熱　←紅　←薄紅（正常）→　白→　寒

舌の色は正常であれば薄い紅色ですが、熱を帯びてくると赤くなります。反対に冷えてくると舌の色は白っぽくなります。

また、「瘀血」があれば舌の表面、あるいは舌辺に青紫色の斑点が出てきます。さらに舌の裏側を見ると太い静脈が2本見えますが、ここでも青紫色、あるいは暗紫色を示します。

舌苔の色：正常であれば薄い白を示しています。

白で分厚く付着しているときは、痰湿の邪気が身体を襲っています。黄色の苔が分厚く付着しているときは、痰熱に侵されています。

苔がまったくつるりとした状態では長患いをしている場合と、気力が乏しくなっている状態を示しています。

脈診

脈：これはかなり豊富な経験がないと、正しい判断はできません。現代医学のように脈拍数を数えるだけではなく、熱があれば「数《さく》脈」といい、冷えていれば「遅《ち》脈」が現れます。

また、「浮脈」なら病原が体表に近い部分にあることを示しており、「沈脈」なら病原が体内の奥深い部分に入り込んでいることを示しています。さらに「弦脈」はギターの弦をはじくような脈で、これは主として肝胆経にトラブルを抱えていることを示しています。まだまだこのほかにもたくさんの脈象があります。

〈なぜ〉現代人はお腹が弱いのか?

食生活の乱れから、気・血・水のバランスが崩れている!

岡本　現代の食生活を見ていると、気・血・水のバランスが崩れやすい食事をとっているように思うのですが、いかがですか?

梁　そうですね。大人から子どもまで、やはり生活パターンの変化から気・血・水のバランスを崩している人が多いと思います。先ほど日本人の体質はお腹が弱いといいましたが、北京中医薬大学日本校の学生の中にもお腹が弱く、ついにはお腹が痛くて倒れてしまい、救急車で運ばれました。その学生の状態を聞いていたら、高校生のときから、お腹の調子があまりよくなかったそうです。それでも、何も生活改善することなく、過ごしていた結果、倒れてしまいました。

岡本　もっと早くから生活習慣を変えていたら。

梁　そうです。もっと若いときから食生活を変えて、お腹にいいもの、おかゆだったり、お茶だったりを食べたり飲んだりしていたら、倒れずに済んだと思います。

岡本　若い頃から生活習慣、食生活のバランスが悪くなっているってことですよね。

梁　そう。早めに気づいて、改善していたら、結果は違ったと思います。

岡本　若い頃から生活習慣が崩れ、そのままの生活を送っているから、どんどんと深みにはまってしまうのでしょうね。

季節感がなくなっている

岡本　また、最近の現代人には、季節感がなくなってきているように感じています。たとえ旬の食材ということに意識をしていても、本当に体が欲しているものを食べていない、とも思っているんです。

梁　現在は、季節の食材がほかの季節で

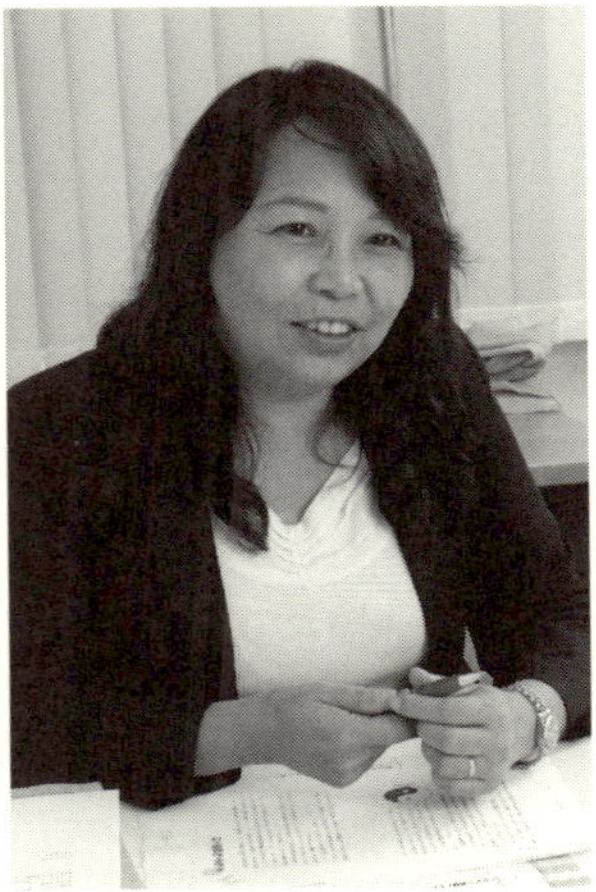

も手に入るようになってきていることと、季節の食材をアピールしているために、自分の体に合った食材をとっていないことが挙げられると思います。確かに冬の季節に体を温める食材をとることはいいのかも知れませんが、しかし、そこで大事になるのは、人。自分自身の体が欲しているかです。

岡本 体に熱がこもっているのに、キムチなどの体を温める温性の食材を食べる。そういったことも見受けられます。

梁 体に熱がこもっていたら、それをちらして出してあげる。これが基本です。

岡本 そうですよね。そのためには、自分の体の声を聞いてあげることが大切ですよね。また、現代は、情報に振り回されやすく、テレビで紹介されたものが、爆発的に流行ったりしますよね。

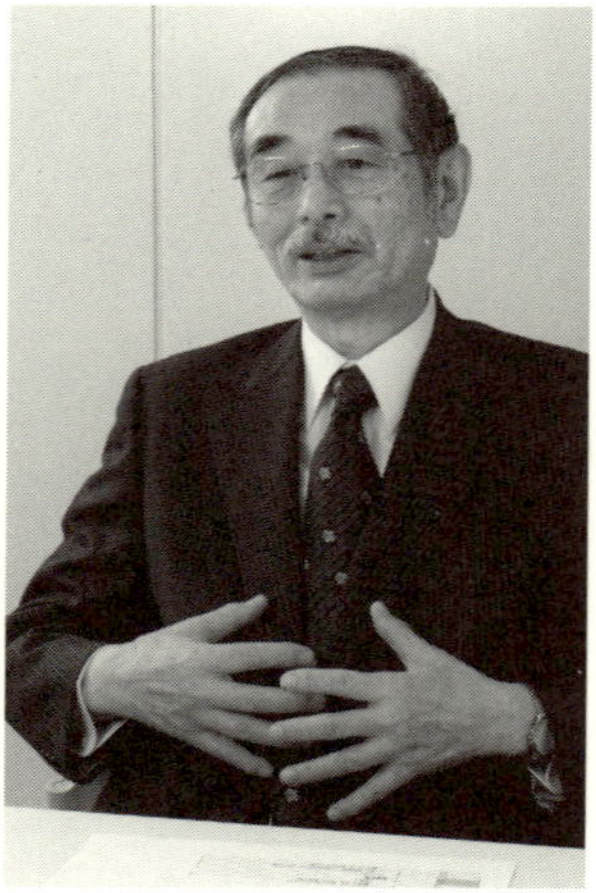

梁 そうですね。私が知る人たちにも、前日のテレビで紹介された漢方薬を手に入

れるために、順番待ちをして買っていく人がいました。でも、あなたにはその漢方薬が必要？　って人もいましたし、飲み方を知らない人もいました。

岡本　メディアによって振り回され、自分に必要のないものを買ってしまう。これでは、体の声を聞くどころではありませんよね。

梁　そうそう。漢方に対する落とし穴がいっぱいです。また、最近では夏の風邪が冬に見られるし、冬の風邪が夏にも見られる。こういったことも季節感がなくなっています。

岡本　やはり、いつでも季節感が関係なく、いろいろな食材を食べられる飽食の時代の現代だから、そういった風邪なども季節感がなくなってきているんでしょう。

梁　それと、最近の日本人は水分をとり過ぎているように見えます。

岡本　確かに、ペットボトルを常に持ち歩いて、すぐに飲んでいますね。体が欲してから水分をとるのではなく、常日頃から水分をとっていたほうがいいという風潮になっています。しかし、これでは気・血・水のバランスを崩してしまう。

梁　そうなんです。気の巡りが悪くなって、水分をとっても上手く代謝できないのに、水分をとってしまう。これではむくみの原因にもなってしまいます。まずは、自分の体の声を聞くこと。気・血・水のバランスがとれているかです。

岡本　まずは、自分の体の声を聞いて、自分に合った食材を食べる。それだけで、体が健康になっていきますね。

自分の体の声に耳を傾けて

岡本　自分の体が欲しているものを食べるだけで健康になる。そのためには自分の体の声を聞けるようにならなければいけない。では、どうしたらいいんでしょうか？

梁　そのための、先ほどの気・血・水のチェックテストです。

岡本　まずは、体の声を聞くためのチェックテストを行ない、自分が今どんな状態なのか、そして、体が何を欲しているのかを知っておくだけ。

梁　そう。それだけでも、生活習慣や食生活は変わってくると思います。

岡本　病気になってから、生活習慣を改善するのではなく、未病の段階から体の状態を把握して、治していく。それが中医学であり、薬膳ですよね。

梁　そう。中医学や薬膳のいいところをみなさんに知っていただき、未病の段階で、くい止めてほしいです。

岡本　そうすれば、現代で問題視されている、医療費にも解決策が出てくるかも知れませんね。

〈豆知識〉食と健康よもやま話

現在の食生活は日本人滅亡への方向なのか

我が国の食生活はお米を主食として、水産物、畜産物、野菜などの素材を用いた多種多様な副食により構成されており、栄養のバランスでも理想型に近いものとなっています。

また、摂取する動物性たんぱく質の中で良質なたんぱく質である水産物の割合が高いなど、「日本型食生活」ともいえる独自の食文化を形成していたはずでした。しかし、脂肪と動物性たんぱく質の消費が増加していることから、ＰＦＣ（たんぱく質、脂質、炭水化物）バランスが欧米諸国に近づきつつあり、特に脂質の過剰摂取による生活習慣病の増加などが危惧されています。

このような政府の白書がわれわれの眼に飛び込んでくる現在、大きな社会問題となっている生活習慣病ですが、これに普段の食生活が密接に関係していることは事実です。たとえば、朝食を欠食する人の割合は、20代の男性で30・5％、女性で16・3％となっており、33年前の１９７５年に比べ、男性は2.5倍、女性は1.9倍となっています。さらに単身者について見ると、20代の朝食欠食率は男性で55・6％、女性で35・0％となっており、若年単身者の朝食欠食率が高くなっています。このような背景には、就寝時間が遅くなっていることが指摘されています。これは職場の都合でそうなる傾向も確かにありますが、夜更かしを誘う環境も大きな要因でしょう。

さらに恐ろしいことは、小学生（低学年）でも就寝時間が22～23時という数値が出ていることです。

一昔前なら「子どもは8時には寝なさい！」という躾《しつけ》がありました。しかし、現在ではそれを忠告する親もいません。夜更かしをすれば当然のことながら朝ごはんは食べられないのです。

一家団欒の食事は死語になりつつあります。また、テレビを見ながら食事をすることは家族間の会話が減少するばかりでなく、消化活動が非常に悪くなります。日本植物油協会「20代～30代の食生活調査」（２０００年）によれば、普段の夕食を家族と一緒に食べる人は半数にとどまっており、単身者では男女とも6割が自分一人の食事、いわゆる「孤食」となっています。その上、単身者は「外食」、「コンビニ弁当、でき合いのお惣菜」が多くなっていますが、その食材は一般に油が多く、野菜などは極端に不足しているものです。

これだけではありません。若い女性のあいだでもてはやされる〝ダイエット〟があります。本来この言葉は理想的な健康体を目指すことが目的ですが、日本では「痩身」と勘違いしています。また、それに呼応した痩身用のサプリメントが大受けであります。もちろん彼女たちの食事も間違った偏食で、骨粗鬆症の若者が激増しているのです。不健康な女性は、健康的に子どもを産むことも困難になる心配があります。日本民族滅亡の方向にあるのでしょうか。

これほど短期間に食生活が変わった国はほかに例がない

日本の栄養学は、明治以来、伝統的にヨーロッパの栄養学に学びました。その結果、科学的手法による栄養分析や、効率的な食物摂取の方法など、ヨーロッパの近代的栄養学が普及することになりました。

日本とヨーロッパでは、明らかに産物が違うので、当然食生活の伝統も違います。敗戦後の日本の栄養教育はこの違いを無視して、ヨーロッパ（特に北方系）うまれの栄養学を輸入し、欧米人と同じものを食べるように指導してきました。しかし、これが大きな誤りだったのです。日本の風土に合った、日本でとれる産物を基礎にした栄養学なり、食生活を考えるべきであったのです。欧米のものは何でもすぐれているという錯覚が、今の栄養学の大きな間違いであるのです。これが、日本人の健康をおかしくしてしまいました。

ご飯、味噌汁、漬物という日本の食文化が、今失われようとしています。しっかりとダシを取った味噌汁をつくる家庭は減少の一途であります。化学調味料入りのダシの素で済ませてしまい、若い頃からニセモノの味に慣れてしまうと、舌がマヒして本物の味がわからず、しっかりとしたダシを取ろうという気もなくなってしまうのです。今後は欧米流の間違った栄養指導をやめて、日本人に適した、日本人のための栄養学をつくり上げなければなりません。それには同じアジア民族である中国から教わった薬膳の基本理論を参考とし、いわゆる「日本人型薬膳」を早急に確立すべきなのです。

薬膳の普及は医療費削減への近道

政府は、このたび打ち出した財政方針の一つで、国民の医療費削減問題に大鉈をふるいました。今後は、特に高齢者の自己負担率がかなり上昇するため、うかうかと病気にもなれない勘定です。

しかし患者の多くは、日常生活の不備が積み重なり、その結果として病に至るケースが圧倒的で、特に食生活の内容に問題があるのです。つまり自己管理の方法が不徹底であることが大きな社会問題につながっているということです。そうした中で食生活の正当化を唱える動きが年々高まりつつありますが、以前から政府は「食育」の重要性に着目し、各行政機関に対応策を命じましたが、正直にいって各機関では縦割り型実施でしかなく、まさに試行錯誤のレベルであると見て過言ではありません。

　このようなときにこそ「薬膳」を始め、伝統医学に準じた古来永劫で培った尊い財産に着目して欲しいもの。それには中医学の立派な理論を後ろ盾としながらも、人々に対し、いかにやさしく説明できるかが、普及活動の推進に際し重要なポイントであることを意識すべきです。

　他業の活動を見ると、まずわかりやすい簡単な理論で説いています。中医学でいえば薬性や食性を寒熱で2極分化してしまう方法です。実際はそう単純なものではないのですが、初めて聞く人にとって複雑な話は禁物です。とにかく興味を抱かせることが大切です。

　この雰囲気をつくり出せば第1段階は成功です。さらに探究心の強い人には、高度な理論を小出しにしていけばよいのです。中医学にはいくら突っ込まれても、それに対応できる奥の深さがあります。その上に立って薬膳の普及活動に励んでいただきたいものであります。

食医を目指せ

古代中国（周代）の頃、〝食医〟が医者の階級としていちばん高いところにありました。これは人間の食生活がいかに大切なものであるかを示すものであり、これが病気予防の原点であることを示しています。しかし現在の日本人は、薬が大好き、また病気になっても「健康保険があるから大丈夫」といった思想が大きく支配しています。こうした物の考え方が延々と30年も続いて来ました。しかし、ここへ来ていよいよ問題点がさまざまなかたちで露呈して来たことに気づき始めました。これが今の日本の実情です。

血友病とエイズ問題。医者と旧厚生省と製薬メーカーとの癒《ゆ》着《ちゃく》疑惑。こういう問題は氷山の一角に過ぎません。しかし国民には実態がわからないのです。また現代医学と栄養学の関連も今一つスッキリとしていません。国民の中から聞こえ始めた声が盛り上がり、伝統医学がもつ重大さを振り返ることに興味を抱き始めています。しかし、伝統医学は現在の観点では科学的証明が不足している面があることは事実です。

現代医学関係者の中でも、科学の粋を結集した現代医学に心中疑問を抱き、むしろ行き詰まりさえ感じている方々をよくお見受けします。

思うに、人間が歩んできた尊い経験を柱に確立した伝統医学理論を軽んじ、あまねく蔑視し続けてきた人ほど、上記のごとき悩みを覚えられるようです。

こうした方々が白紙の心境で伝統医学を勉学されると、まるで人生観が変わったかのごとき大きな確信を抱かれるようで、現代医学に関して門外漢のわれわれが新規に勉学する以上に大きなショックを受けられます。

中国で培われて来た尊い伝統医学を深く究明し、それをもとに現代科学で証明できるようわれわれが生涯をかけて解明に向け努力すべきであると信ずる次第であります。

その上で初めて現代生活に適合した、真の『食医』が誕生するものと確信します。

今日の栄養指導においても、単にカロリー制限、脂肪分・たんぱく質・塩分の減少摂取を唱えているだけでは片手落ちであることを悟らねばなりません。

人間がもつ複雑な体質、その症状に至るまでの経緯、そして重要な生活環境。

これらをベースに個々がもつ特性を弁別《べんべつ》し、それぞれに適合した処置・処方を採用すべきです。その弁別法は中国伝統医学において完璧なまでに答えを出してくれます。

漢方外来で食医を実行

「本格的食医が登場」と新聞等で報道してくれるとは有難い話でありますが、東京女子医科大学付属病院（新宿区河田町）には漢方外来をもっと拡大本格化した漢方専門のクリニックを設置しています。その名も「東京女子医科大学東洋医学研究所クリニック」（北区田端）であります。このクリニックでは次のようなシステムで患者を健診し、薬膳理論を取り入れた食生活に至るまで指導を行なっています。

健診の流れは2回にわたり、1回目は良導絡検査から始まり、ストレス検査、脳機能検査などが行なわれたあと、通常の病院と同じく採血、採尿、血管年齢検査、骨密度検査、そして皮膚検査まで行われます。

2回目は総合診断となりますが、前回の検査結果の説明、日常生活のアドバイス、そしていよいよ食養生指導となります。そしてツボ指導なども行なった上で、山の上ホテル（千代田区駿河台）の薬膳ランチ試食券が手渡される方式となっています。東洋医学研究所クリニックが発足したのが平成4年3月、新宿西口のNSビルでのスタートでした。その後、薬膳の相談を組み入れ、当初は暫定的な対応でありましたが、我が協会NPO法人全日本薬膳食医情報協会（略称ANY協会）と正式に指導契約を締結し、今日に至っています。

所長の佐藤弘先生は漢方の造詣が深い方で、患者の治療も薬だけでなく「食」の重要さも説いておられる方であります。薬膳のメニュー相談にあたりわれわれが心しておくべき点は日本漢方と中医学に少なからず異なる手法が伴うことにあります。このクリニックでは、食養生を体質別の足がかりとして「気・血・水」で分類し、気の場合、気虚、気鬱、気逆とそれぞれ細分化した食事のメニューを組み、血の場合は血虚、瘀血の食事を、そして水の場合は水毒の解決を行う食事を指導しています。

さらに実際の体験として山の上ホテルで体質別薬膳をいただく、といったもので、ホテルで考案したメニューを我がANY協会が指導させていただいています。

クリニックを訪れる患者は予約順番待ちの状態ですが、個々の診療に時間がかかり「1日に幾人もこなせないもどかしさがある」と担当医師の方々の声が聞かれます。しかし患者の側にしてみると親切な対応に感謝の声が絶えない状況であることは素晴らしいもの。このようなクリニックが全国の病院でも展開される日が待ち遠しいことです。

サプリメントに頼る人々

「バランスのとれた栄養を」と考える親たちが、子どもにサプリを与えるケースが年々上昇しています。

国立健康・栄養研究所（東京都新宿区）09年4月の調査結果によると、幼稚園や保育所に通わせる子どもにサプリを与えている家庭が15％にも上るとしています。内容はビタミン、ミネラルが68％を占めています。次に人気があるのがドコサヘキサエン酸（DHA）を含む魚油や、プロテイン、キシリトールなどです。

このようにサプリを使用する主婦は手抜きタイプと思われがちですが、逆に食生活に関心の高い人ほど、こういう傾向にあるとみています。ではなぜそのように几帳面な人ほどサプリの使用に踏み切るのか。それは情報収集に熱心な人、特に医者のすすめに忠実な人ほどその傾向は強いようです。サプリをすすめる側のいい分は「現在の作物は昔のような栄養はない、だから足りない分はサプリで補わなければならない」であります。この主張には全面的に否定はしませんが、基本的には「きちんとした食事をとっていれば、サプリは不要」です。昔はビタミンB_1不足で脚気を恐れたものですが、現代はむしろ栄養が過剰気味です。そんな環境でありながら「このサプリ1錠にはシジミ〇〇〇個分のオルニチンが含まれています」などと誇大的に強調して販売している。

現代医学は数字に縛られた世界です。数字で示されたものには絶大的な信頼を寄せます。果たして食物は数字でしょうか。少なくとも数字では測り知れぬ人間の感性が大きく入り込むものであります。いくらデータ通り口から放り込んでも、額面通りに作用するとは限らないのです。したがって栄養素のみ追求するのではなく、その栄養分を含む作物をともに食べてこそ、本当の効果が出てくるのです。その作物に含まれている栄養素と同じものを化学合成した商品「サプリメント」に頼るのではなく、本物の作物を食べることが最良の手段であり、それこそが自然の摂理に適《かな》っているのです。

サレルノ養生訓

イタリアを旅行しても、この土地を訪れる方は少ないと思います。ナポリからティレニア海に沿って50キロメートルほど南下したところに、アラブ・ノルマン様式のドゥオーモ（教会堂）が聳え立つ町「サレルノ」があります。この中世の面影を色濃く残す静かな町に、ヨーロッパ最古の医学校が紀元八世紀に創設されていたといいます。

伝承によると、宗教はもちろん、生活習慣も異なるラテン、ギリシャ、ユダヤ、サラセンから集まった医師たちは、何が健康にとってもっとも大事であるか、大いに論じ合ったそうです。それらの積み重ねから十一世紀末には医学校の校長を中心に、一冊の衛生学の読本がつくられました。それが「サレルノ養生訓」です。

この書物には現在の日本人が反省せざるを得ない記述があります。それは古代ローマ帝国が滅び、欧州北部に住むケルト民族やゲルマン民族が押し寄せ、現在のイタリアを支配していた時代であったときのものです。

彼らは狩猟民族であることから肉食中心でしたが、イタリア人たちはラテン民族の中で特に地中海の恩恵をうけた食生活でありました。そこで両者の食生活が入り交じったものの、イタリア人たちの多くは肉食になじめず、現在でいうところの生活習慣病に侵されてしまったのです。これに気づいた彼らイタリア人は古来からの食事を尊重し、この問題を解決させました。これが1000年以上も昔のできごとです。そしてその精神は現在でも受け継がれています。特筆すべきはローマにマクドナルドがハンバーガー店の設置を試みたところ、地元では大反対の運動を始めたことです。しかし、結果としては押し切られた格好となって出店を許してしまいました。そこで有志たちはマクドナルドがファストフードというなら、俺たちの食事はスローフードだ、といって同志をつのり、生産から食卓までを本来の方式で貫く運動を始めました。最初は苦労を重ねていましたが、少しぐらい高くついても本来の料理が貫けるなら協力しよう、という人々も増え始め、現在ではその精神が世界規模で広まっています。

そこへいくと現在の日本人はどうでしょう。盲目的に派手な面だけをとらえた西洋崇拝主義を重ねているあいだは聞く耳をもたないことでしょう。患者は増える一方であるにもかかわらず。

意識と無意識

屠蘇《とそ》で祝い、御節《おせち》料理で数日を過ごす正月。なぜこのような習慣があるのか、その意味合いを考えている人は年々減少の傾向にあるようです。「少なくとも三が日は主婦が台所に立たなくてもよい」という風習はどこから来ているのでしょうか。否、それさえも無視し、ただひたすら人々の生活に「便利」を提供することを口実に、元旦から営業を始めるデパートやスーパー。流通経路が発達したことは結構ですが、今ここで改めて昔の正月を省みる必要があるはずです。

人間の身体にとって冬はどういうものか、そして冬には何を食べるのか、今日の生活があまりにも便利主義に陥り、日本人本来の季節を愛でる習慣が消えうせてしまった状況下で、冬を過ごすための食べ物は何がよいか。わからない人は冬篭《ふゆごも》りをしている動物たちに教えてもらえばよいでしょう。彼等は書物を読むわけでもなく、ましてやテレビやラジオによる情報すらありません。つまり本能に基づく「意識」が備わっているのです。

食に対する「意識」が欠如した現代人。彼等は単に空腹を満たすための「エサ」を口中に放り込んでいるだけなのです。なぜ冬には根菜類を主体にするのか、なぜ濃緑色の野菜を食べるのか、なぜ体が温まるものを食べるのか、このように本来あるべき「食」の意味合いを意識しながらいただくことで、冬を乗り切る抵抗力が増し、気力が充実するのです。

気力が充実していれば、体の内面に備わる活動のバランスがとれ、健全な精神がやどり、ひいては快適な生活を送ることができます。

高齢社会の問題は深刻

実際に遭遇してみると、改めて高齢者問題の重大さが感じられるものです。私ごとになりますが、今までは国民健康保険料を納付していましたが、昨年の誕生日以降、「後期高齢者医療制度」に切り替わり、年間総額で30数万円もかかることがわかりました（個人所得により増減はある）。しかし、リタイアした人にとってこれは大きな負担です。いいかえれば、それほどに医療費がかさむ高齢者が増加の一途であることを示しているのです。このような事態にいたった原因はさまざま考えられますが、今後、少子高齢化に至る筋書きは免れない事実であります。

この高齢社会の生活そのものを、今や深刻に考えなければならないときに至っています。これは高齢者のみならず、若者もともに支え合う温かい社会をつくるべきで、それには人々の生活に「健康」「安心」「安全」そして「楽しさ」を加えることも大事な要素となりましょう。したがって「支えられる時代から、支え合う時代へ」と進展を図るべきと考えたいものです。それにはまず「食事」と「運動」のバランスが浮上します。どちらも年齢とともに量的に減少傾向となりますが、特に消化の悪いものなど、高齢者には負担となります。また、激しい運動も徐々にハードルを下げて行くように心がけるべきであるが、これらは正に「個人差」が大きい。
80歳のご婦人が２００グラムのビーフステーキをペロリと平らげてしまう光景を見ることもあります。他人が一つのことを実行していると聞かされても、自分の体質と照合した上で、それが適合するか否かを正確に判断することです。単なる噂や風潮に乗せられることのないように心がけて欲しいものです。

年数を重ねていると、いつの間にか血行の悪さが表面に出てくるものです。肩のこり、ひざの痛み、手足のしびれ、指の曲がりやバネ指現象、手のひらの鈍痛などなど、枚挙にいとまがないほどのトラブルに遭遇するようになります。

これらの多くは血行の悪さが原因しており、中医学でいうところの「瘀血《おけつ》」です。現代医学の説明では血液中に含まれるたんぱく質の一種である「アルブミン」の不足を大きく唱えています。健康であれば血液１００ml中４～５gを基準としていますが、これが2.5g以下になると「死」のリスクが急増すると警告しています。「〃粗食は長生き〟という偏見に惑わされないで、動物性たんぱく質をきちんととろう」という呼びかけがあります。中医ならば「活血化瘀《かっけつかお》」を心がけることであります。

エルダー層は食べて健康

「病気は薬ではなく、なるべく食品で治すようにしている」。このような回答をよこすのは、エルダー層といわれる50~70歳代の主婦たち。この言葉は、われわれが常に声を大にして世間に呼びかけている内容と一緒です。

これはキユーピー㈱が行なった第15回食生活総合調査のひとこまですが、全体として〝食べて健康〟を念頭において生活している様子が伺えます。その中でも90%以上の人々が「カルシウムの多いものをとるようにしている」「緑黄色野菜を毎日食べる」「繊維質の多いものを食べるようにしている」など、模範的回答が返ってきます。

国民のすべてがこのような意識をもてば、医者は要らず、健康保険財政も介護保険の財政も皆黒字に転換するはずです。要するに日常の生活をおざなりにして、いざ自分が病気になったとき、厚生施設が不足だ、介護の制度が不備だ、などと文句をいう人種が増加の一方です。悪いことに、これに呼応するかのように、行政は予算拡大を唱えるばかり。おかげで健康な人の月額負担料は年々増加するばかりであります。療養中の人々にこのような説を唱えることは酷ですが、本当に聞きたい。「あなたは常日頃から食生活に気をつけていましたか？」と。

健康な老人よりの一言！

国産の生薬づくりを目指そう

国産生薬を奨励する動きが高まってきています。これはいうまでもなく製薬会社の思惑が大きいからです。確かに専業農家の人々がその方面に目を向ければ、決して悪い話ではありません。しかし、多くの人たちは手がけたこともない「生薬」に手を出すことに警戒心が先に走るようです。

しかし、実際に手がけている人々は、それなりの成果を上げており、これからも期待できる要素は十分にあるはずです。そもそも国産の生薬がなぜ衰退したのか、その原因は中国から安い中薬がいくらでも輸入できるようになったがゆえでありま す。確かに価格面では太刀打ちできませんが、幸か不幸か〝中国産イコール農薬まみれ〟というイメージが日本人に定着してきています。

製薬会社は自社の利益を確保するため、少しでも安い生薬を入手したがりますが、国民のあいだではそのような行為に不信感を抱いています。そうした流れを察知している製薬会社が、農家に奨励金を出して生薬の生産を促しているのです。

紅花を例にとると、東北地方では4000年の昔から食用としていた証拠が残されていますが、現在は染料向けに農薬まみれのフル生産を行なっています。紅花は活血化瘀薬《かっけつかおやく》ですが、現代医学の分析では、最上川中流の自生紅花の花弁だけでなく、葉、茎、種子いずれにも〝抗酸化作用〟と〝脳細胞死抑制作用〟があることが判明しています（東北公益文科大学）。これを見ても無農薬、自生栽培の紅花には大いなる期待が寄せられます。

静岡県三島市のミシマサイコは有名でしたが、冒頭に述べた如く、安い中国産に完全にしてやられた経緯があります。しかし、このミシマサイコ（辛涼解表薬《しんりょうげひょうやく》）を群馬県沼田市の山奥で、黙々と栽培し続けている大河原吉恵氏という方がおられます。標高３００～８００ｍという準高冷地帯ではありますが、米や野菜を生育栽培する傍ら、このミシマサイコの生育に精を出されています。さらにビニールハウスでは「当帰《とうき》」の栽培も成功しています。当帰は補血薬ですが、根茎が商品となるため、乾燥工程がいちばん大切であるそうです。採取は葉が枯れてくる11月ですが、われわれから見ると、薬事法に抵触しない「葉」に魅力があるわけで、何とかこの部分を分けてもらう算段をとりたいものであります。

このように遊休田畑地を活用した「生薬」栽培の奨励を、生産者を買いたたくことしか考えない製薬会社に任せず、われわれＮＰＯ法人も活動すべきと心得、現在その活動に入っております。

新型インフルエンザが教えるもの

「2002年冬から2003年夏にかけて広がった新型肺炎SARS〈サーズ〉（重症急性呼吸器症候群）。この病原菌は広州から上海を通り越して北京で大々的に感染が広がり、これには世間も震え上がったものです。

幸い我が国は感染を免れましたが、北京ではどうであったか現地の中国人の教授にご意見を伺いました。北京市民のあいだでは、現代医学で未知の病原菌として判明したが対応する薬がないとなれば、即、思いついたのが「中医薬」（漢方のルーツ）であり、われわれも訪中のたびに訪れる北京で最大手の漢方薬局「同仁堂」では、連日、薬を求める市民が、開店前から長蛇の列をなしていたそうです。もちろん彼らの目指す薬は「板藍根湯《ばんらんこんとう》」という「清熱解毒薬《せいねつげどくやく》」が筆頭で、ついで「宣肺止《せんぱいし》咳薬《がいやく》」でした。つまり彼らには日常的に漢方の基本的な知識が備わっているということです。われわれ日本人には考えられない自衛策であります。

基本的には「麻杏甘石湯《まきょうかんせきとう》」「板藍根湯」「葱豉桔梗湯《そうしききょうとう》」などが挙がりますが、今回のヒット薬品は蒼朮《そうじゅつ》（オケラの根）や忍冬《にんどう》（スイカズラ）そして防風《ぼうふう》の根など約8種類の生薬をミックスしたものでした。それが1包み9元（135円）で販売されています。われわれ日本人から見れば、わずか1日分で135円ですが、彼らの生活レベルで換算すると、1日1000円以上はかかる勘定です。もちろん、当初には便乗値上げもあったようですが、やがては元通りの価格で販売されています。ただし、一人10包までと規制されています。

これが日本で発生していたならばいかがなものか。まず漢方薬局を訪ねる人は僅少でしょう。ひたすら大手の大学病院に駆けつけ、何時間でも待つのは目に見えています。そして病院で菌を移されて帰るのがオチです。もっとも、その後にはWHOの調査で、メタノール系の消毒薬を散布すれば、さしもの新型菌も5分で死滅することが判明しています。

さて、2009年に発生した新型インフルエンザでは、どうだったでしょうか。中国ではサーズ以来、新たな防疫策を早めに採るよう心がけています。薬の配合は「板藍根」より力の強い「大青葉《だいせいよう》」や「金銀花《きんぎんか》」「荊芥《けいがい》」「防風」など数種の生薬を組み合わせて自己防衛を行なっています。我が国ではこのような行為は許可されませんが、中国の人たちは長年の伝統で、こうした出来事に対する処置をごく自然なかたちで心得ているのです。

「食道楽会」があった明治時代

今から100年ほど昔の話。日本は明治という近代国家設立の基本固めが整いつつある時代を迎えていました。その当時「食道楽会」という食の研究会が全国組織で展開されていたようです。明治30年代の半ば、冬の会合の席で広海子爵なる人物が講演している記録があります。その中に「食医」の話が柱に立っています。講演の内容を抜粋すると、おおむね次のようなものであります。

「食物問題の研究が盛んになれば、我が国民の将来はどれほどの利益を受けるか計り知れないものがある。日本は追々文明に向かうと申しながら、食物問題は今まで一向に発展しない。

料理においては中国（文中は支那）にさえ一歩譲らねばならないほどだ。中国人が昔から料理のことを大切にした証拠は、周の世に食医というものがあったからだ。食医の官位は疾医の上にあった。

食医とは、毎日の食物を研究する医者で、大層尊敬されたものと見える。人間は滅多に病気にはは罹らない。強壮な人は生涯薬を飲まないでも済む。然るに食物は一日も欠かせない。毎日、食物の影響を身体に受けているので、疾医より食医が貴ばれたのは無理からぬ話である」といったくだりです。さらにその当時から西洋でも薬物療法よりも食物療法に重きをおいている話。死病と恐れられていた結核菌も、鼻から肺へ入るのではなく、食物と一緒に腸内に入って付着し、体中へと吸収されてゆく説をドイツのベーリング氏が唱えていた話などが列記されています。

講話の要点は、「食物問題に関していえば、医者の力を借りず、各人自ら食物問題を研究し、衛生法に適う食物を調理しなければならない」という言葉で締めくくられています。

１００年たった今日でも、まったく同じ内容でわれわれは全国で講演しています。

つまり、日本人は世界に君臨する優秀な民族であるといいながら、実態は100年間少しも進歩していなかったことになります。それはこの記事を見る限り明らかであり、胸中愕然とさせられます。明治時代に活躍したジャーナリスト村井弦斎は、驚異的なグルメ小説「食道楽」を著している。その内容は湯豆腐についてはもちろんのこと、カツレツ、ライスカレー、兎のシチュー等々和洋中600種以上の味わいや製法など、登場人物の問答形式で延々と語っています。

これは日露戦争前年に新聞に連載され、ハイカラな洋食やデザートについての薀蓄《うんちく》が大反響を呼んだそうです。まさに今様グルメ三昧です。しかし、弦斎が強調したかったのは家庭料理の大切さでした。「体育の根源も食物にあるし、智育の根源も食物にある。してみると体育よりも智育よりも食育が大切ではないか」とのくだりは、100年も前から「食育」について主張していた大きな足跡といえましょう。

2011年11月24日に「教育白書」が閣議で決定されました。しかし、その目的はおよそ現実生活とはかけはなれた理想像です。国民の家庭生活を根本から変革せざるを得ないでしょう。

第3章

薬膳の知恵と放射性物質

薬膳の知恵で放射性物質の排出はできるのか

２０１１年の思いがけない大災害、３・11に見舞われた日本国民は、目に見えない放射性物質の存在に不安とおののきを覚え、「東洋医学（漢方）で放射性物質の排出はできるのか？」といった質問が私どもによく投げかけられます。実際、この研究課題は重要であると考え、さまざまなデータを収集しつつあります。東洋医学とは西洋医学に対する対語（反対語）としてうまれた言葉でしょうが、マスコミを始め世間では結構使われる言葉となっています。実際は漢方のことを指しているようですが、私たちは漢方のルーツである「中医学」をベースに研究を重ねております。現代医学は科学の粋を結集し、驚異的な進歩をしかも急速になしとげていますが、それでもすべての病を解決できるところには至っていません。一方、中医学は自然の摂理にしたがう人類の生き方を基本とし、自然に逆らう人は病にかかってしまう、との理論を唱えています。そのためには陰陽のバランスを保つことがなにより大切であり、バランスを崩したときの対処法が長い歴史の積み重ねで確立しております。

この理論をもとに体調のトラブルに対応できる方式は、体内に侵入した異物（病原菌や放射性物質など）や体内で発生する病の原因をどのようにして追い出すか、ここが重要なポイントであります。

中医学には栄養補給などを果たす「補」という理論が存在しますが、それに対する「瀉《しゃ》」という理論も存在しております。瀉とは食べることにより体内に累積する不要な物質や、老廃物などを排出する力をもつ食物があることを説いています。このたびの大災害で発生した「放射性物質」も、明らかに「人工的組み換えを行なった有害物質」です。これが体内に侵入した場合、その対応は有害物質に対抗するだけの排出力（瀉）をもつ体をつくることです。

今から20数年前（１９８６）に原発爆発事故を起こしたチェルノブイリは、当時世界中を震撼させる騒ぎとなりました。そして福島第一原発から漏れ出した放射性物質についても、連日テレビ、新聞等で報じられており、その内容に国民は不安とおののきを繰り返しています。福島県はもとより、近隣県では農作物を始め、酪農、そして水道水に至るまでその不安度が高まっており、さらに畜産業者に届ける牧草にまで汚染が広がり、それを食べた牛が全国に出荷されたため、食肉販売業者にも大打撃を与えてしまいました。

いずれにしても、この問題が１００％解消するには10年、20年程度のレベルではないということです。これを考えると私のような後期高齢者は半ばあきらめもつくでしょうが、将来を託すお子さんや青少年にとってはいうにいえない絶望感に包まれ、気が遠くなるような時代が始まったわけです。ここで冷静に受け止めるべきことと柄は、いかにして人体は放射性物質と闘うか？ であります。

チェルノブイリ事故後、やはり世界中は不安感に襲われたものでした。逃げるといっても国中（旧ソ連）が汚染されていました。したがって生きていくためにはどうあるべきか、識者達はいろいろな意見を述べていましたが、中国の中医薬学分野では「補気」と「清熱解毒」を主張していました。

補気：一言でいえば気力の増進、少し突っ込んだ説明では肺に通ずる呼吸から得たエネルギーと、飲食物などから取り込んだ脾（消化機能）に備わるエネルギーを補うこと。

清熱解毒：体内で発生する炎症を鎮め、発病を招く原因を取り除くこと。

自然界の毒物を排除することに成功した例を豊富にもっている中医学の世界でも、人工的に組み換えを行なった物質が果たして取り除けるか、疑問視する声も確かにありました。その中にあって、当時の日本ではウクライナに「味噌」や「納豆」を送り、それが被曝汚染者に効果的であった、という報道も入っていましたが、日本の医学界では問題にもしていませんでした。

しかし、ご存じの通り、発酵食品には多種多様な微生物が栄養成分を多量に生産し、それを食品の中に蓄積する働きがあります。だからたとえば味噌には、高血圧、脳卒中、糖尿病、脂肪肝、などの予防効果や、コレステロール抑制など、体にとって余分なものを貯め込まずに適切に排出しながら生活習慣病の予防をする働きが認められているのです。

みなさんはこのような話題をどのように判断なさるかは自由ですが、現在でも中国では中医師たちががん患者に放射線治療を行なったあと、「馬歯莧《ばしけん》（スベリヒユ）」を用いた薬膳を与え、その効果があることを次々と学会発表をしています。主として胃腸系統（消化器系）のがん患者向きですが、馬歯莧や椎茸、セロリなどとともに炒めた料理などが多く見られます。

さて、今回の災害で発生したセシウムやヨウ素などの放射性物質を果たして漢方生薬や薬膳効果で体内から追い出せるのか、大いに関心を呼ぶところです。

まず最初に考えられることは、自然治癒力が備わっていることを信じていただきたいのです。これは人間に限らず田や畑の農作物にも備わっており、また、あらゆる生命体に存在している力です。

たとえば大阪府下の和泉で名産の「水なす」があります。ふっくらとやわらかな水なすは衝撃に弱く、仲間同士が触れ合っても傷がつきます。もちろん傷がつけば商品価値はゼロです。ところが大阪大学の先生が、この傷がついた水なすを分析したところ、出荷される合格品より栄養価が非常に高いことを発見しています。これは傷がついたなすが自らそれを修復しようと懸命に努力するため、エネルギーが内部にこもっているのでしょう。人間だって、今回の災害に直面しても、その異物を追い出そうとするエネルギーがある人々と、追い出す力もなく、そのまま病巣を深めてしまう方と2つに分かれてしまうものです。酷な表現ですが、これぱかりは日常生活の在り方次第で分かれます。それだけに有害物質を体から追い出す力をつける生活習慣が要といえるでしょう。そのために必要なのが運動習慣（よく体を動かすこと）と、「瀉」の働きの強いキノコやセロリなどの食材を積極的にとることです。

ある地元の学者の声は、「いろんな対策も大切だが、放射能を出さない！　これがいちばんの急務です。汚染水については浄化が必要ですが、まずマグネシアを、そして放射線に対してはサルフィックス（妨害元素除去剤、金属鉱石物質類の元素還元作用などの働きがある）を施す、これ以外の方法はない！」と断言しています。

日本の政府は30㎞以内を非難勧告としていますが、米軍は米原子力規制委員会（NRC）の指示で80㎞以内の在日アメリカ人に帰国を命じています。カーニー大統領報道官は帰国が無理な人は「放射性防御作用のあるサプリメント」を服用するように指示をしております。核兵器を扱う国は、常にそのような対応策を自国の兵士たちに用意しているのです。私たちの体内に不可欠な栄養素であるヨウ素（放射性をもたない）、カリウム、それにカルシウムなどは構造や性質が似ているため、体内に蓄積しやすいのです。普段からあらゆる必須ミネラルをしっかり摂取して「満席状態」をつくっておけば、放射性物質が入り込んでも、体内にたまりにくい様相を呈してくれます。とにかくセレンやマグネシウムを中心に、さまざまなミネラルを十分にとれる食事を心がけましょう。それがもっとも手軽で、今必要な薬膳です。

3・11大災害から4カ月経過した7月中旬、私は福島県の会津若松を訪れました。ここは磐梯山をシンボルとする盆地ですが、このたびの被曝においても磐梯山を境に放射線の量は激減しているようです。会津は高麗人参栽培日本一の産出量を誇る地域です。しかし、このたびの大災害の影響で、「福島」と聞いただけで取引停止を通告され、生産者のみなさんは絶望状態でした。この問題を解決できればとの思いで現地を訪れましたが、生産者と行政側が解決に向かうための足並みが同調できるか否か、ここの部分がまったく読めないもどかしさを感じて、ひとまず帰途につきました。被災者の方々が悲嘆にくれ、怒りを唱えるお気持ちは十分理解しておりますが、このように風評被害の犠牲になっている人々に対する周囲の目には言葉でつくせない憤りを覚えます。

「瀉」の働きのある食物

体内に残留している毒性物質（放射性物質など）の活動をやわらげ、あるいは排出する力をもつ食品を紹介しておきましょう。

豆類

黒豆、緑豆、小豆、えんどう豆、これらは栄養成分の吸収力を高めるとともに、体内毒素を排出する力があります。

蔬菜・野草類

油菜、セロリ、小松菜、菜の花、ニラ、ふき、ニンニクの芽、空心菜、もやしなどがありますが、野草の金針菜や、ヒユ、馬歯莧（すべりひゆ）などは毒素を追い出す力が強いです。

瓜類・根菜類

苦瓜、ヘチマ、シロ瓜、まこも竹、筍などに含まれる苦味やエグ味は毒素排出に効果があります。

そのほか日常的に意識しないで食べている食材の中にも、アロエ、ニンニク、白葱、玉葱、蕨、しそ、みょうが、わさびなど、このような食材にも体内毒素排出の働きを備えているのです。

意外に思えるでしょうが、スターフルーツ、バナナ、オリーブ、棗のような果実や、種実類にも毒素排出の効果があります。

このようにして薬に頼らなくても、普段からここに選出した食材を「おかゆ」や「実だくさんのスープ」などにしていただきながら、自身の健康を守るようにしたいものです。

また、お茶の場合でもウーロン茶、プーアル茶、ハブ茶などに、穏やかながら毒素排出の効果があります。

第3章：東洋医学と放射能物質

最後のお楽しみ !!

《黄帝内経》霊枢（淫邪発夢扁）より

夢の診断法

人は夢を見ますが、その内容が自身の健康状態を予言していると、古代中国の学者が説を立てています。あなたは信じますか？

人は病気になると、その状況に対応した精神活動をするようになり、バランスを失った病人の精神は安定せず、睡眠のときにもバランス調整機能が働いているので安眠できずに夢を見るようになります。

漢方では、主に邪気が六淫《ろくいん》を襲うと「陽気」が余り「陰気」が不足し、五臓を襲うと「陰気」が余って、「陽気」が不足すると考えているので、その結果が陰陽を反映した以下の夢を見るようになるとしています。漢方の陽気は天の気（空気から吸収する酸素などから補給される自然エネルギー）、陰気とは地の気（地上から補給される、動物肉や植物などの食品による食品エネルギー〈栄養〉補給物質）と考えると理解しやすいでしょう。

夢診断の内容

1 人に物をあげる夢は、飽食していることを示しているので、日常の食品の再点検をして薬膳で偏ったバランス調整を心がける必要がある。

2 大火事で焼かれる夢は陽気が盛んであることを示し、呼吸器系の病気（汗の出が少ないときは腎臓病、多いときは脱水症状による夏負けやナトリウム欠乏症など）に注意する。

3 腰と上半身がばらばらになる夢は、腎気が盛んで健康は良好、スタミナバリバリで結構なことである。ただし、元気にまかせてセックス過剰や強壮剤の飲み過ぎは逆効果と戒めている。

4 大きな河を歩いて、恐る恐る渡る夢は、陰気が旺盛であることを示している。食事バランスの偏りや不足気味になりやすいので、日常の食事内容に注意を勧告している。

6 物を略奪したり、泥棒したりする夢は飢えていることを示し、エネルギーの偏りになどにより、臓器に栄養の不足が見られると解釈し、補気、補血食品を食べることを指導している。

7 夢の中でしばしば怒っている夢は、肝臓に熱があり、衰弱していることを示している。

8 いつも楽しい夢を見るときは、脾気が盛んであるので、消化器系が丈夫なことを示しているので、逆に食べ過ぎを戒めている。

9 深い穴や高いところから転落する夢は、下半身の陰気が盛んであることを示し、下焦の疾病に注意を勧告している。便秘や下痢は早めに治療し、大事に至らないように留意、予防を。

10 夢の中で怖がって小さくなったり、よく笑う夢は心気が盛んであることを示し、循環器系の病気に注意する必要がある。

11 空を飛ぶ夢は、体の上部、上焦の気が盛んであることを示すものとして、上半身の異常に備える予防薬膳を勧告している。

12 旅行する夢は膀胱の衰弱を意味するので、腎臓や膀胱の補強薬膳を勧告している。

13 歩こうとしても、足がすくんで前に進まない夢は、ひざや関節の病気の兆候であるので、ストレッチや健康体操などを併用して、予防や治療をするとよい。神経痛、リウマチにご用心。

14 セックスの夢は生殖器の異常を示唆している。

15 喧嘩をして、自分がけがをする夢は、胆のう機能に障害が発生していることを示している。

16 山林の樹木に関する夢は肝嚢の機能の異常が始まったことを示している。

17 首を切られる夢は、頚椎関連の病気が進行していることを示しているので、肩こりなども早めに治療回復しておくことである。

18 山火事で煙が見える夢は、心経絡に異常が発生していることを示唆している。

19 飲食している夢は、胃に異常が発生しつつあることを示している。

20 神様や仏様を礼拝したり、泣いたりする夢は、手足の異常が発生する前兆である。無理は禁物。

21 ボロ家で風雨にさらされる夢は、脾経に異常が発生しやすい状況であるので、暴飲暴食は注意すべきであり、冷たい飲み物も熱性食品のあとでは飲まない注意が必要である。

22 都会の市街地に関係する夢を見るときは、小腸にバランス異常が発生していることを示唆している。

23 田畑の夢は大腸に異常があることを示している。

24 深い淵をのぞいたり、水中に沈む夢は、腎臓機能の異常を予告する夢である。

25 大小便を出す夢は、膀胱と直腸の病気の予告である。

26 飛び上がったり、金属製の変なものを見る夢は肺に異常が発生する前兆としている。

こうした夢診断があるのは、漢方ではオカルトなどの心霊的な物を認めていないためです。漢方では、夢はあくまでも人体の生理活動の一部であって、気の盛衰《せいすい》で影響のある臓器の警告信号であり、予言的な意味や神霊的な意味をもたしていません。これらの夢を見たから病気にかかっているとは考えないほうがよく、漢方ではいろいろな診断方法を繰り返しながら、それらの診断結果をトレースし、一つの診断（結論）に到達しますので、あくまでも診断のための一つの手がかりとして、この診断法を利用することをおすすめします。

おわりに

おかゆの素晴らしさはご理解いただけましたでしょうか。最後に、〝確かにおかゆのよさはわかった、しかし、炊くのが面倒だ！〟とおっしゃる方のために、誰でも間違いなく炊ける方法をお知らせいたしましょう。これこそ、私ども夫婦が20年間毎朝おかゆを食べ続けている理由です。

戦後、パン食が急速に広がった大きな理由は、「トースター」の登場でしょう。買い置きしておいた食パンをトースターで焼くことで、いつでもできたてのおいしさが味わえるわけですから、これはみなさんが飛びつくのも無理はありません。おかゆの場合でも、好みの時間にタイマーをセットしておけば、自動的に炊きたてのおかゆが楽しめる道具があれば、やめられません。そこで、なんとか毎朝らくにおいしいおかゆができる炊飯釜がないかと薬膳講座などでも手あたり次第試してみましたが、私が行き着いたのは、「おかゆ」スイッチがある高級な炊飯器より、おかゆ専用鍋とかおかゆメーカーといったもの。吹きこぼれもなく、炊き上がりも上々です。

中国の医学には「薬膳学」という分野があり、その第一歩が「薬粥学」です。つまり、薬膳がゆが自由にこなせないとほかの薬膳料理はつくれない、といっても過言ではないのです。たとえば消化吸収力が衰え、漢方薬も使えない状態である人でも、薬膳がゆはゆるやかにその効果を発揮します。やはりおかゆは最高の薬なのです。

また、肥満を気にする方はダイエット食を目指しますが、単にカロリーを下げるだけでは目的は果たせません。しかし、中国では4000年もの昔から肥満解消の医学が存在していたのです。これを究明したい方は、ぜひ「中医学」を学んでください。

末尾となりましたが、本書の作成にあたり、㈱社会保険出版社・出版部の萩原真由美氏には筆舌に尽くせぬ多事ご指導、並びにご助言をいただき、また、編集実務において太田真吾氏、藤元裕貴氏には難解な中医学理論に挑んでいただき、綿密な解釈をふまえた上での編集をいただきましたことに心から感謝申し上げます。

平成24年6月

■ 著者略歴

岡本　清孝（おかもと　きよたか）

1935年京都生まれ。NPO法人全日本薬膳食医情報協会理事長・東京薬膳学院学院長・(有)デリ・フード研究所代表取締役・北京中医薬大学日本校薬膳専科講師・日本女子大学生涯教育講座専任講師。1956年法政大学経済学部中退後、1957年調理師免許取得。1995年には国立北京中医薬大学日本分校食養養生学部卒業。その後国際中医師、国際薬膳師となる。NHK始め民法各局テレビ料理番組出演500回以上。職歴は辻学園日本調理師専門学校にて教職。銀座、名古屋などの分校長を歴任後、飲食業のコンサルタントとして独立。1973年東京フード学院設立、2002年東京薬膳学院設立。
主な著書に、『薬膳教本』『食と癒しの知恵袋』(いずれも柴田書店イータリンク)、『岡本清孝の酒の肴1000品』(柴田書店)など多数。

おかゆのつくり方などこの本の内容に対するお問い合わせは
東京都文京区本郷2-18-13　イシダビル301
NPO法人 全日本薬膳食医情報協会内
Fax：03-5684-5669　　Mail：hello@npoany.org

おかゆの力を信じなさい！

2012年7月1日　初版発行
著　者　　岡 本 清 孝
発行者　　髙 本 哲 史
発行所　　株式会社　社会保険出版社
〒101-0064　東京都千代田区猿楽町1-5-18
電話(03)3291-9841(代表)　振替00180-8-2061
[大阪支局]　〒541-0059　大阪市中央区博労町4-7-5
電話(06)6245-0806
[九州支局]　〒812-0011　福岡市博多区博多駅前3-27-24
電話(092)413-7407
印刷／製本　　株式会社　平河工業社

定価はカバーに表示してあります。
落丁、乱丁のある本はおとりかえいたします。

ISBN978-4-7846-0254-4